る!

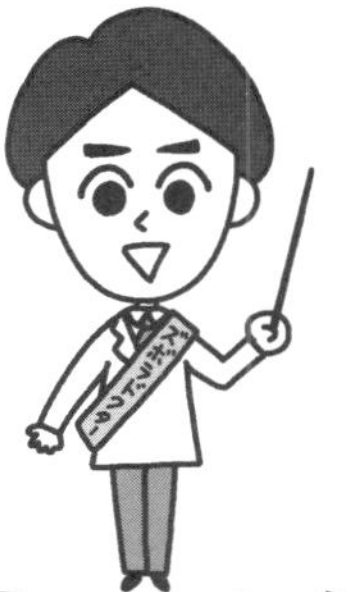

ズボラな人でもコレステロールがラクラク下がる!

工藤内科院長 内科医
工藤孝文

永岡書店

ズボラドクターのカルテ　**コレステロール上昇編**

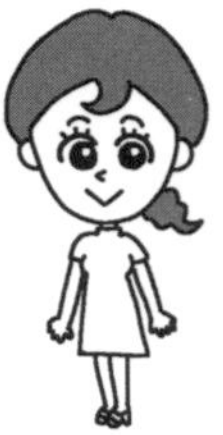

ビール腹の僕が
スマートなイケメンを夢見た日

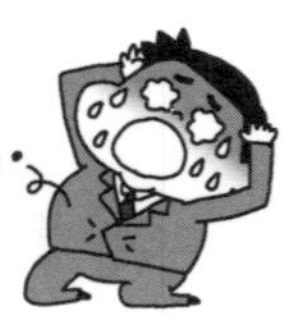

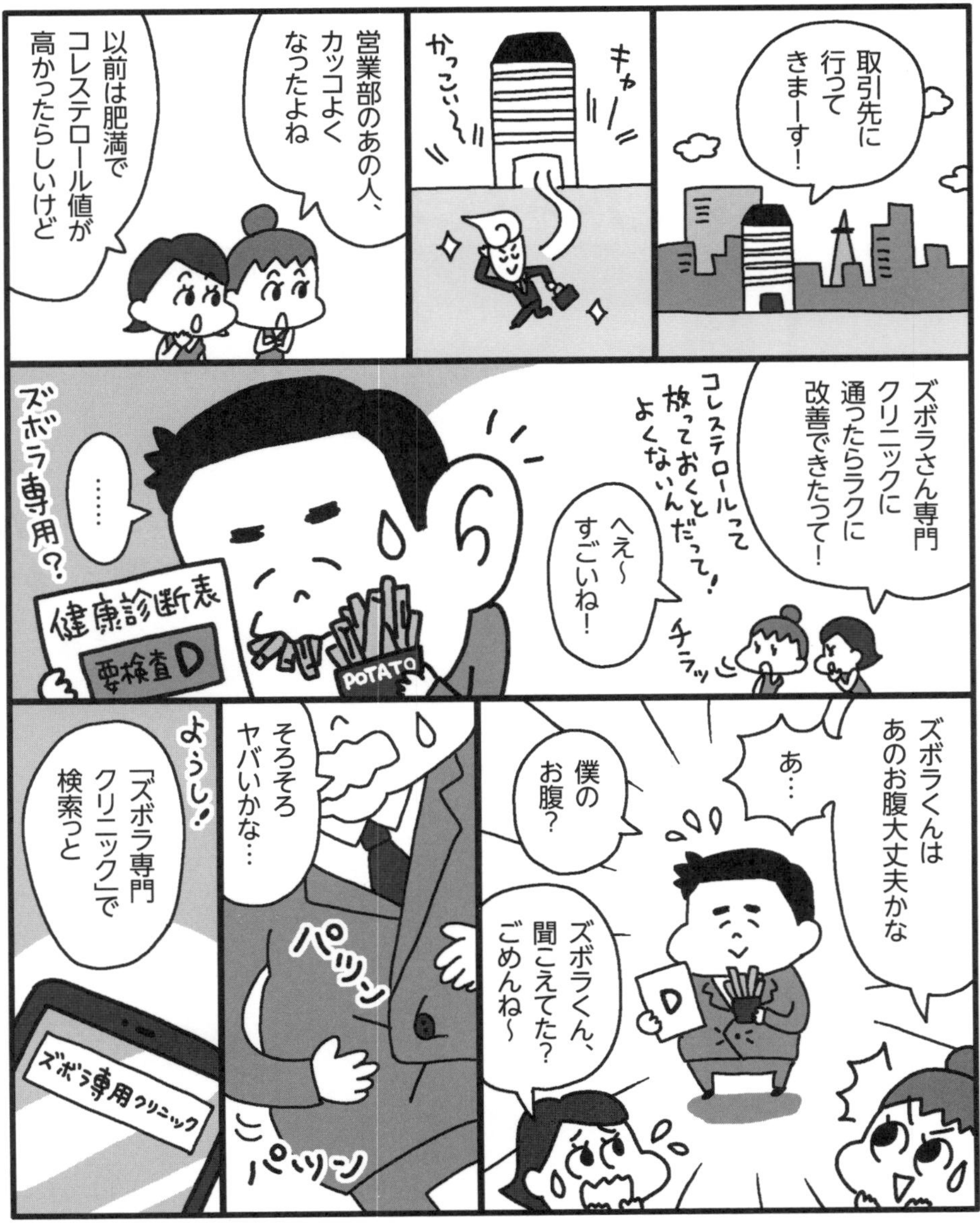

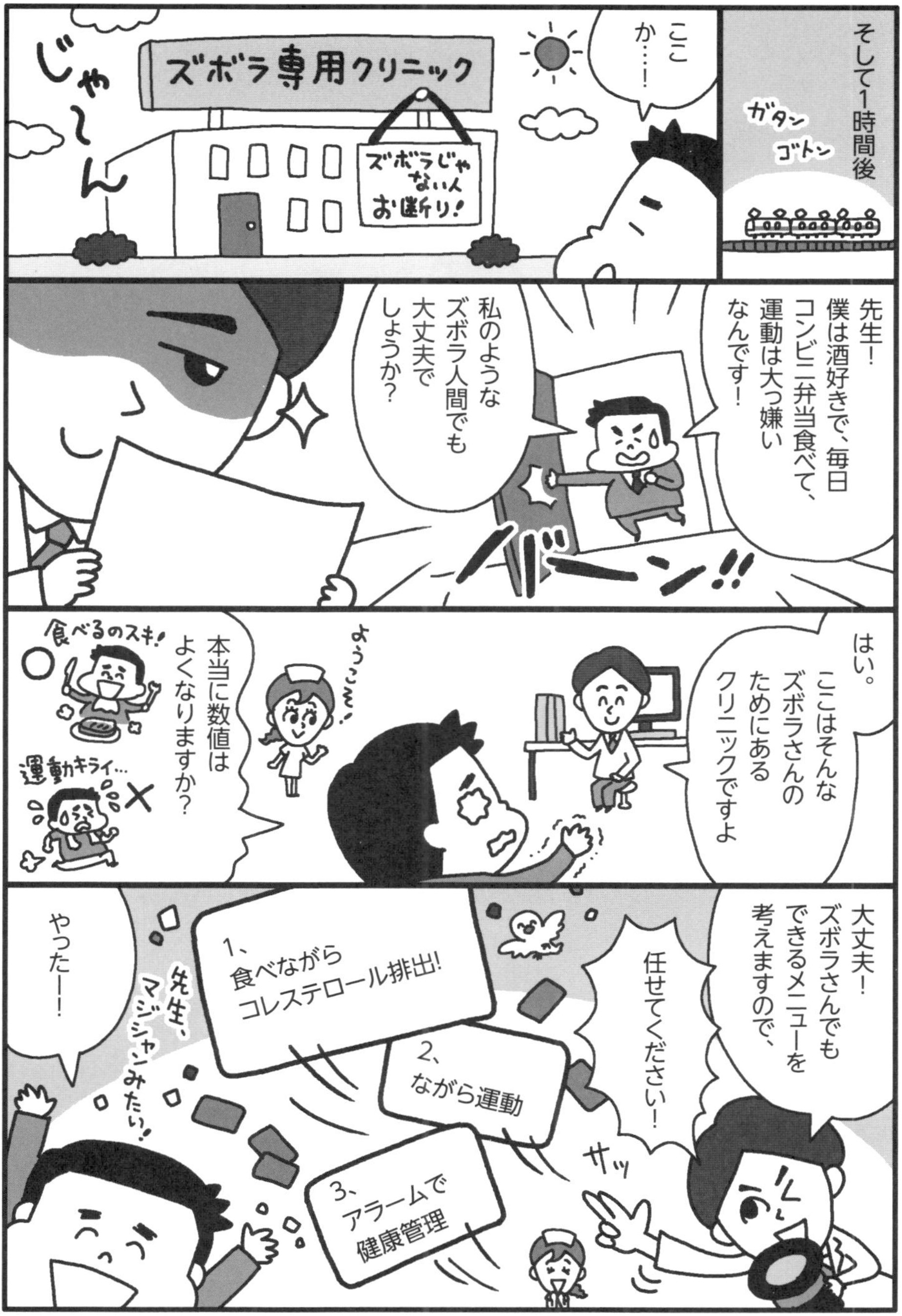
そして1時間後
ガタン
ゴトン
ここか…!
じゃ〜ん
ズボラ専用クリニック
ズボラじゃない人お断り!
先生! 僕は酒好きで、毎日コンビニ弁当食べて、運動は大っ嫌いなんです!
私のようなズボラ人間でも大丈夫でしょうか?
バーン!!
はい。
ここはそんなズボラさんのためにあるクリニックですよ
ようこそ〜
本当に数値はよくなりますか?
食べるのスキ!
運動キライ…
大丈夫! ズボラさんでもできるメニューを考えますので、
任せてください!
サッ
1、食べながらコレステロール排出!
2、ながら運動
3、アラームで健康管理
先生、マジシャンみたい!
やったー!

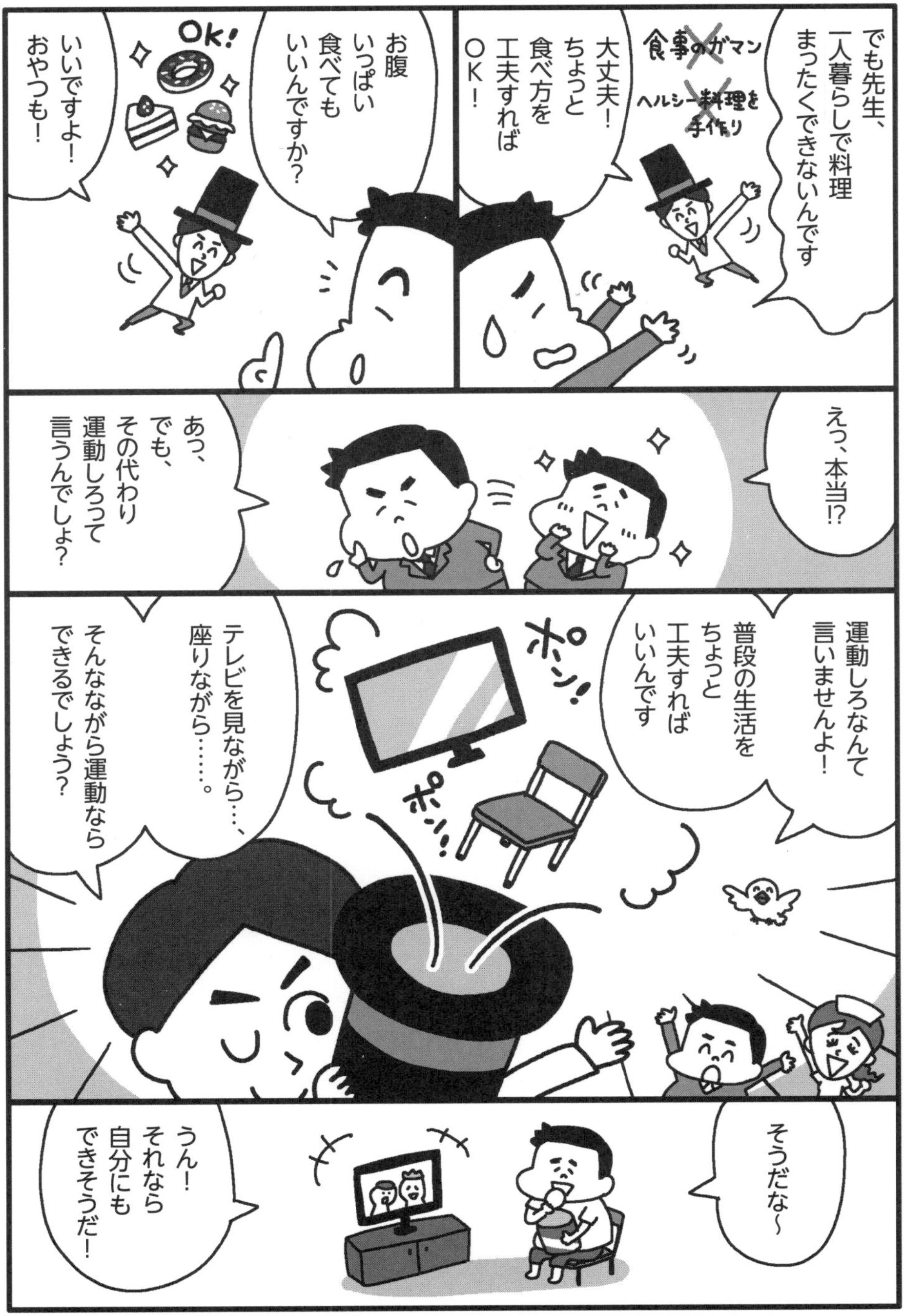

でも先生、一人暮らしで料理まったくできないんです
食事のガマン
ヘルシー料理を手作り
大丈夫！ちょっと食べ方を工夫すればＯＫ！
お腹いっぱい食べてもいいんですか？
OK!
いいですよ！おやつも！
えっ、本当!?
あっ、でも、その代わり運動しろって言うんでしょ？
運動しろなんて言いませんよ！
普段の生活をちょっと工夫すればいいんです
ポン！
ポン！
テレビを見ながら…、座りながら……。
そんなながら運動ならできるでしょう？
そうだな〜
うん！それなら自分にもできそうだ！

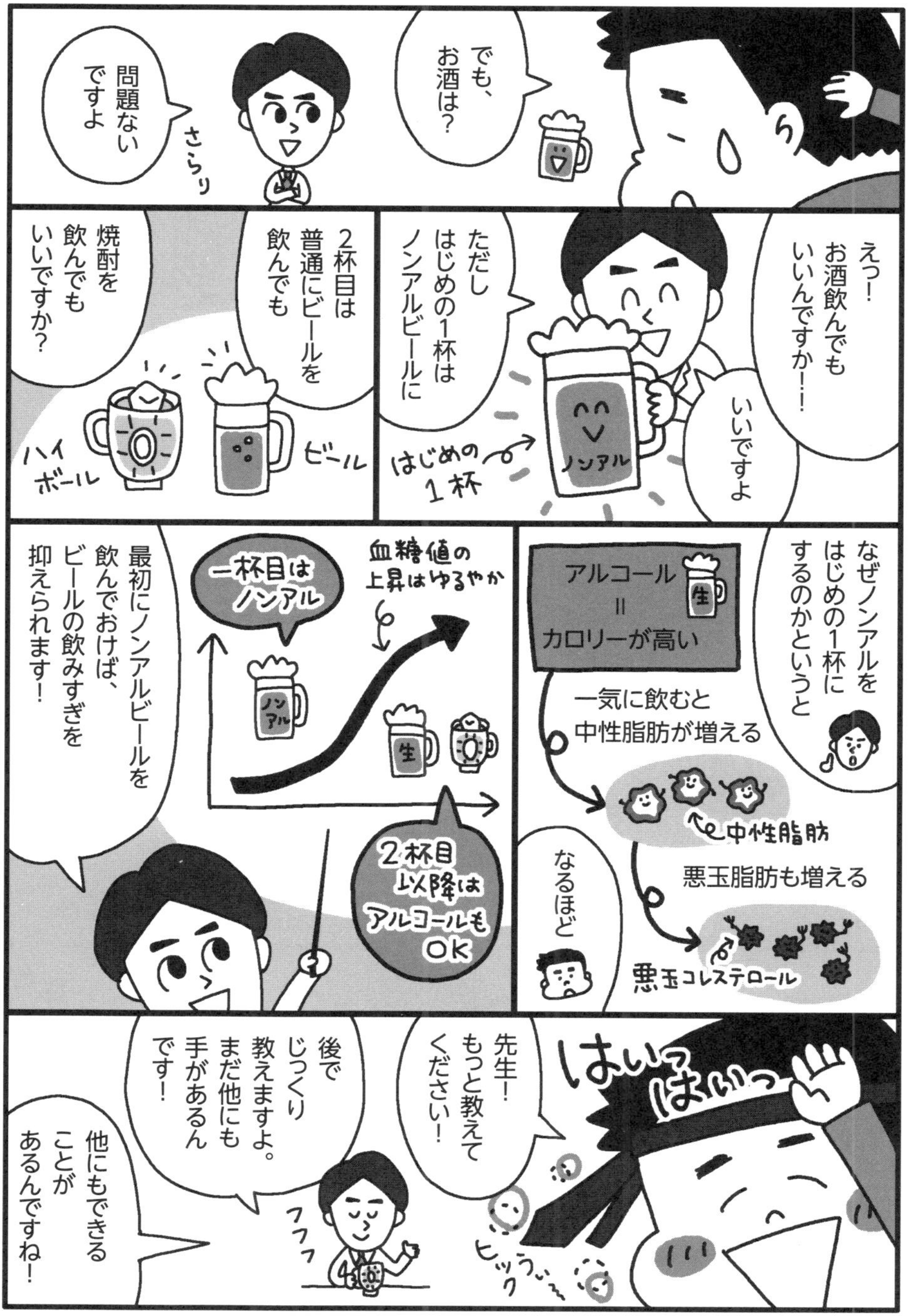
でも、お酒は？
問題ないですよ
さらり
えっ！お酒飲んでもいいんですか！！
いいですよ
ただしはじめの1杯はノンアルビールに
はじめの1杯
ノンアル
2杯目は普通にビールを飲んでも
ビール
焼酎を飲んでもいいですか？
ハイボール
なぜノンアルをはじめの1杯にするのかというと
アルコール
＝
カロリーが高い
生
一気に飲むと中性脂肪が増える
中性脂肪
悪玉脂肪も増える
悪玉コレステロール
なるほど
一杯目はノンアル
血糖値の上昇はゆるやか
ノンアル
生
2杯目以降はアルコールもOK
最初にノンアルビールを飲んでおけば、ビールの飲みすぎを抑えられます！
はいっはいっ
先生！もっと教えてください！
ヒックうぃ〜
後でじっくり教えますよ。まだ他にも手があるんです！
フフフ
他にもできることがあるんですね！

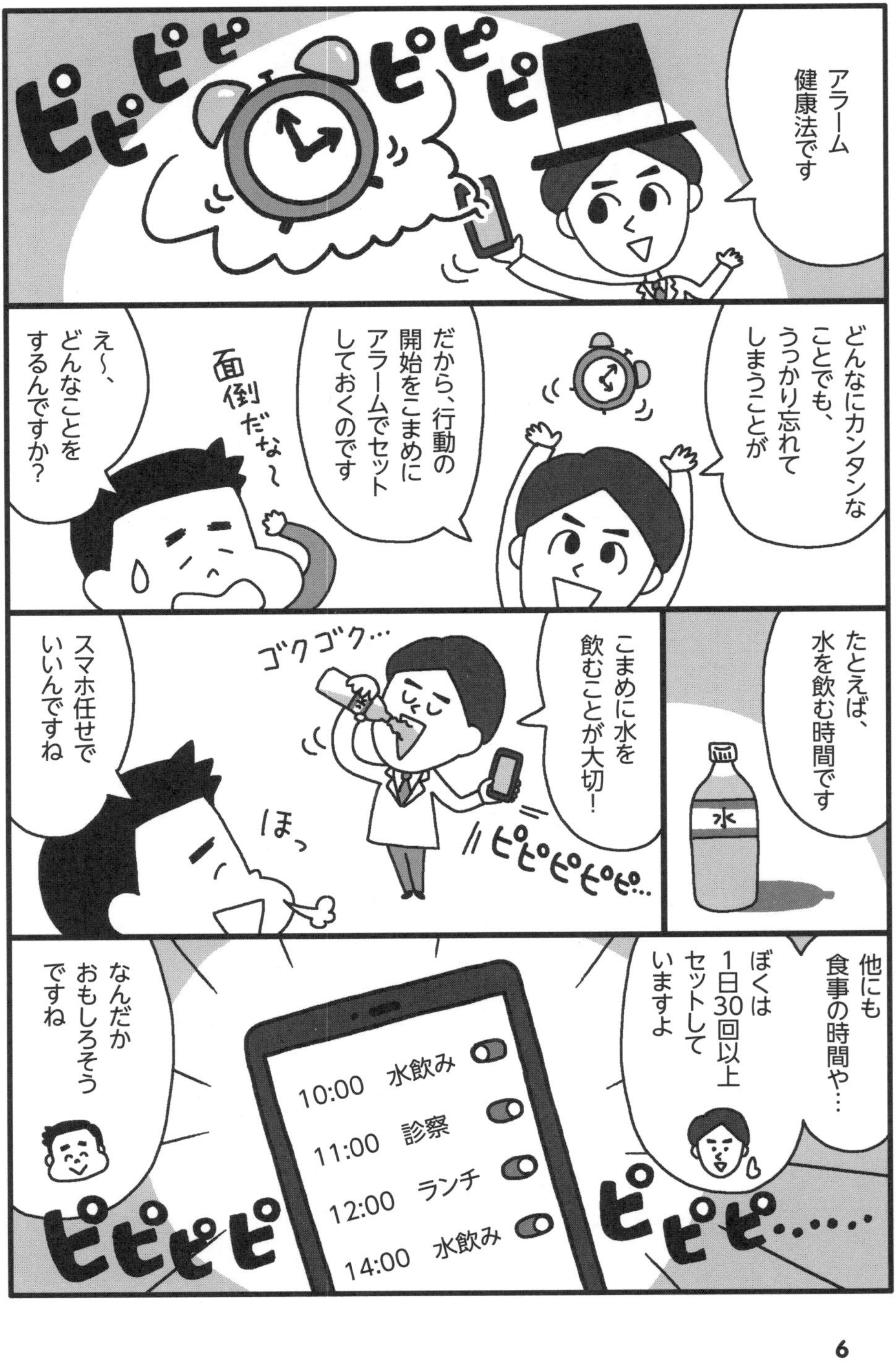
ピピピピ
ピピピ
アラーム健康法です
どんなにカンタンなことでも、うっかり忘れてしまうことが
だから、行動の開始をこまめにアラームでセットしておくのです
面倒だな～
え～、どんなことをするんですか？
たとえば、水を飲む時間です
水
こまめに水を飲むことが大切！
ゴクゴク…
ピピピピピ…
ほっ
スマホ任せでいいんですね
他にも食事の時間や…
ぼくは1日30回以上セットしていますよ
10:00 水飲み
11:00 診察
12:00 ランチ
14:00 水飲み
ピピピ……
なんだかおもしろそうですね
ピピピピ

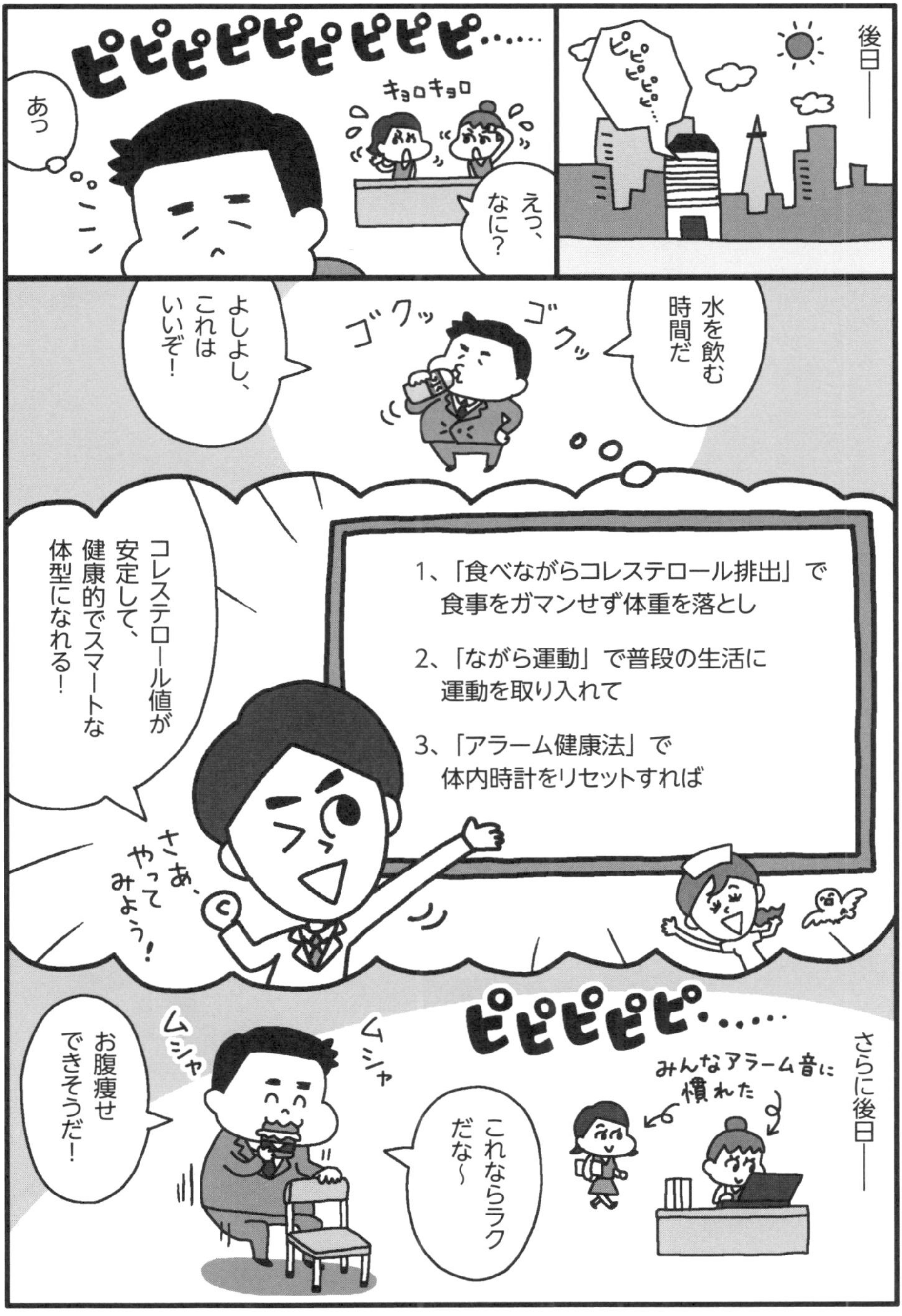
後日——
ピピピピピ……
ピピピピピピピピピ……
あっ
キョロキョロ
えっ、なに？
水を飲む時間だ
ゴクッ
ゴクッ
よしよし、これはいいぞ！
1、「食べながらコレステロール排出」で食事をガマンせず体重を落とし
2、「ながら運動」で普段の生活に運動を取り入れて
3、「アラーム健康法」で体内時計をリセットすれば
コレステロール値が安定して、健康的でスマートな体型になれる！
さあ、やってみよう！
さらに後日——
ピピピピピ……
みんなアラーム音に慣れた
これならラクだな～
ムシャ
ムシャ
お腹痩せできそうだ！

はじめに

「コレステロール値が上がった！」

「中性脂肪も高い！」

ストレスや在宅勤務で食べ続け、月に1、2回は行っていたゴルフも自粛、たまに出かけても車で移動。この1年で何キロ増えたことだろう。

健診のたびに言われることはわかっている。

わかってはいるけど……。

そんな声がよく聞こえてきます。コレステロール値が高めの人は、とくに症状が出るわけではなく、改善を先延ばししてしまう人も多いでしょう。

でも、放置していれば、動脈硬化や心筋梗塞、狭心症などのリスクは確実に高まります。

「何をしても続かない」

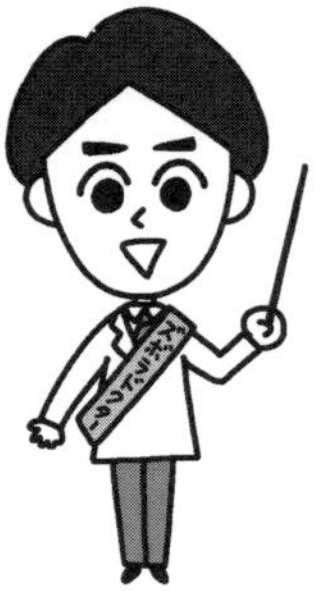

みなさんの問題は、そこではないでしょうか？　続かないという人の多くは、頑張ってしまうからです。

「頑張らないとできないことは、続きません！」

しかも、安易にコレステロールが高い食品を控えたり、お酒をやめたり、食べたいものをガマンしてはいませんか？　また、忙しい中、無理に運動をしなくてはと、考えてはいませんか？

そんな必要はまったくありません。まずはこの本を読んで、正しい知識を持つことから始めましょう。すると、わかるはずです。今何が必要なのか、何をすればいいのかが。努力する必要がないこともわかるでしょう。ちょっと**ひと工夫すれば、食べたいものも食べられて、日常生活を少し変えるだけで、特別な運動をする必要もありません。**

ズボラさんがそのままで変われるのです！　さあ、始めましょう！

工藤孝文

ズボラな人でも　コレステロールがラクラク下がる！　目次

マンガ

第1章

ズボラな人でもラクラク

コレステロール値が下がる基礎知識

ZUBORA

第2章

ズボラな人でもラクラク

コレステロール値が下がる食事

ZUBORA

トクするー！

第3章

ズボラな人でもラククラ

コレステロール値が下がる運動

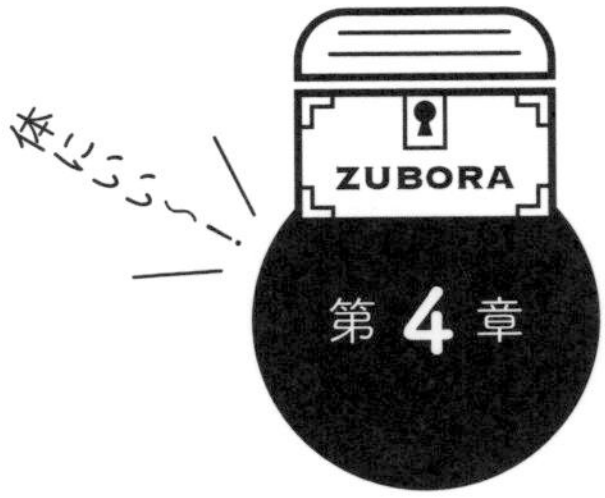

ズボラな人でもラクラク コレステロール値が下がる生活習慣

本書では改善に役立つ情報を集めていますが、食品や運動などの効果には個人差があります。

第1章

ズボラな人でもラクラク

コレステロール値が下がる 基礎知識

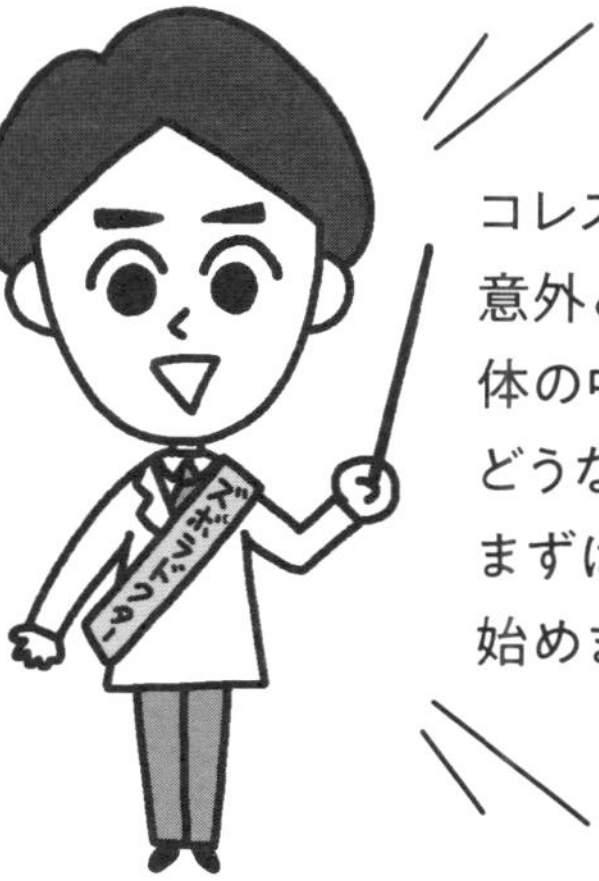

コレステロールって何?
意外と知らない人も多いはず。
体の中でどんな役割があるのか、
どうなると、注意が必要なのか、
まずは知ることから
始めましょう!

ZUBORA

基礎知識1

なぜ「コレステロール」を気にするの？

人体の形成や維持に欠かせない血液中の脂質

コレステロールは人間の体を構成している細胞の細胞膜の材料であり、その膜を強化し、細胞を支えています。また、体を維持するために必要なホルモンの材料でもあり、副腎皮質ホルモンや男性ホルモン、女性ホルモンなどの構成成分でもあります。

ほかにも食事から得た脂肪の消化吸収を助ける胆汁酸の材料にもなり、体を維持するために、なくてはならない存在なのです。

人の体内には、コレステロールが約１００から１２０ｇあるといわれています。成人の場合、１日に１～１・５ｇのコレステロールを必要とし、新しいものと入れ替わりながら働きを維持しています。**その1日に必要とされるコレステロールの70～80%は、肝臓で合成され、食事から摂っているのはたった20～30%。食事から得る量に合わせて、肝臓で量を調整し、生成される**のです。

「コレステロール値が高い」と血管内部の脂質異常症を警戒

血液中でコレステロールが増加すると、血液の濃度が増してドロドロ状態になります。血流が悪くなり、数が増えたコレステロールは、停滞し、血管壁の中に入り込み、酸化が進みます。

体を守るために白血球の一種マクロファージが酸化したコレステロールを食べて処理するのですが、量が多いと処理しきれず、泡沫細胞になり、血管の内皮細胞にたまります。これによって、動脈壁が押し上げられ、血管内部が狭くなる動脈硬化を起こします。

コレステロールが高くても自覚症状はありませんが、動脈硬化を起こし、放置すれば心筋梗塞や脳梗塞を引き起こすことになるのです。

脂質異常症とは血液中の脂質の代謝が崩れた状態

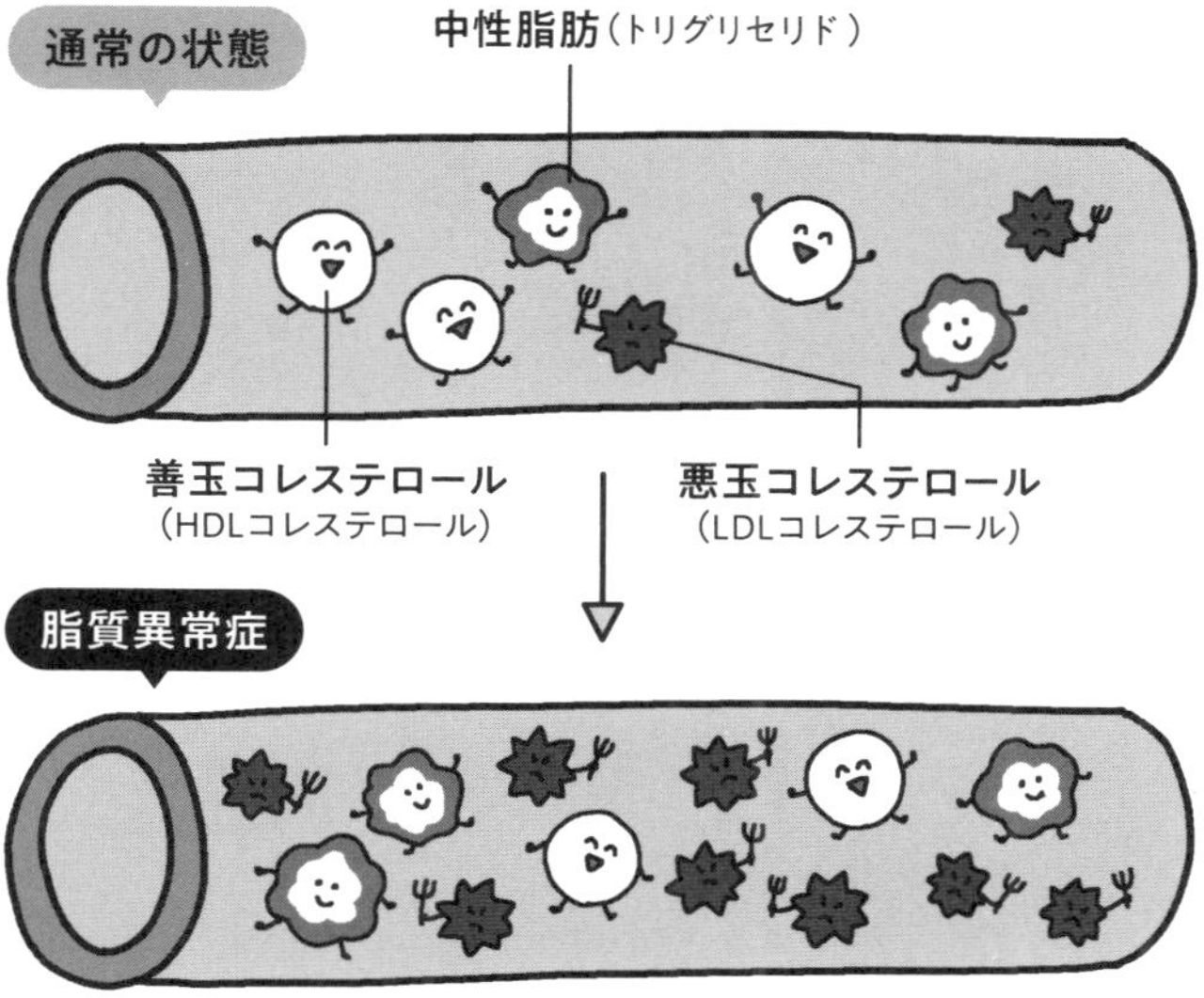

脂質異常症はLDLとHDLコレステロールのバランスが崩れ、LDLコレステロールと中性脂肪の量が増加した状態。すると血液がドロドロになって、血栓ができやすく、さらに動脈硬化を起こす恐れもある。

ZUBORA

基礎知識2

「善玉」「悪玉」は役割の違い

コレステロールを運ぶ「悪玉」と回収する「善玉」

コレステロールは肝臓で生成され、血流にのって全身をまわり、残ったものはまた肝臓へ戻されます。ＬＤＬコレステロールはコレステロールを全身に運び、細胞へ送り届けますが、多すぎて細胞に取り込まれない分は、血液中に残ります。**運ぶだけ運んだら、その余った分を血管や組織にそのまま置いてきてしまうので、悪玉**と呼ばれています。

反対に、**ＨＤＬコレステロールは、血管壁などに蓄積された余ったコレステロールを回収し、肝臓へ戻すため、善玉**といわれています。

そのため、ＬＤＬコレステロールが血液中に残っても、ＨＤＬコレステロールが回収できれば問題ありません！　つまり、ＬＤＬコレステロールは、肝臓から血管を通って各組織にコレステロールを届ける、いわば「配達係」。それに対し、ＨＤＬコレステロールは、血管内に残された余ったコレステロールを回収し、肝臓へ届ける「回収係」といえます。

コレステロール値でわかるのは善玉と悪玉のバランス

ところが、HDLコレステロールとLDLコレステロールのバランスがよければいいですが、崩れると脂質異常症になります。さらに、血液中に残ったままになったコレステロールが、血管壁に付着し、動脈硬化を起こすことも。このバランスは加齢によっても崩れやすくなりますが、LDLコレステロールがHDLコレステロールの2倍以内にとどまっていれば、問題なしとされています。

LDLコレステロールが高すぎるばかりでなく、HDLコレステロールが低すぎても、余ったコレステロールを回収することができず、動脈硬化を引き起こす原因になります。

悪玉（LDL）と善玉（HDL）の働きの違い

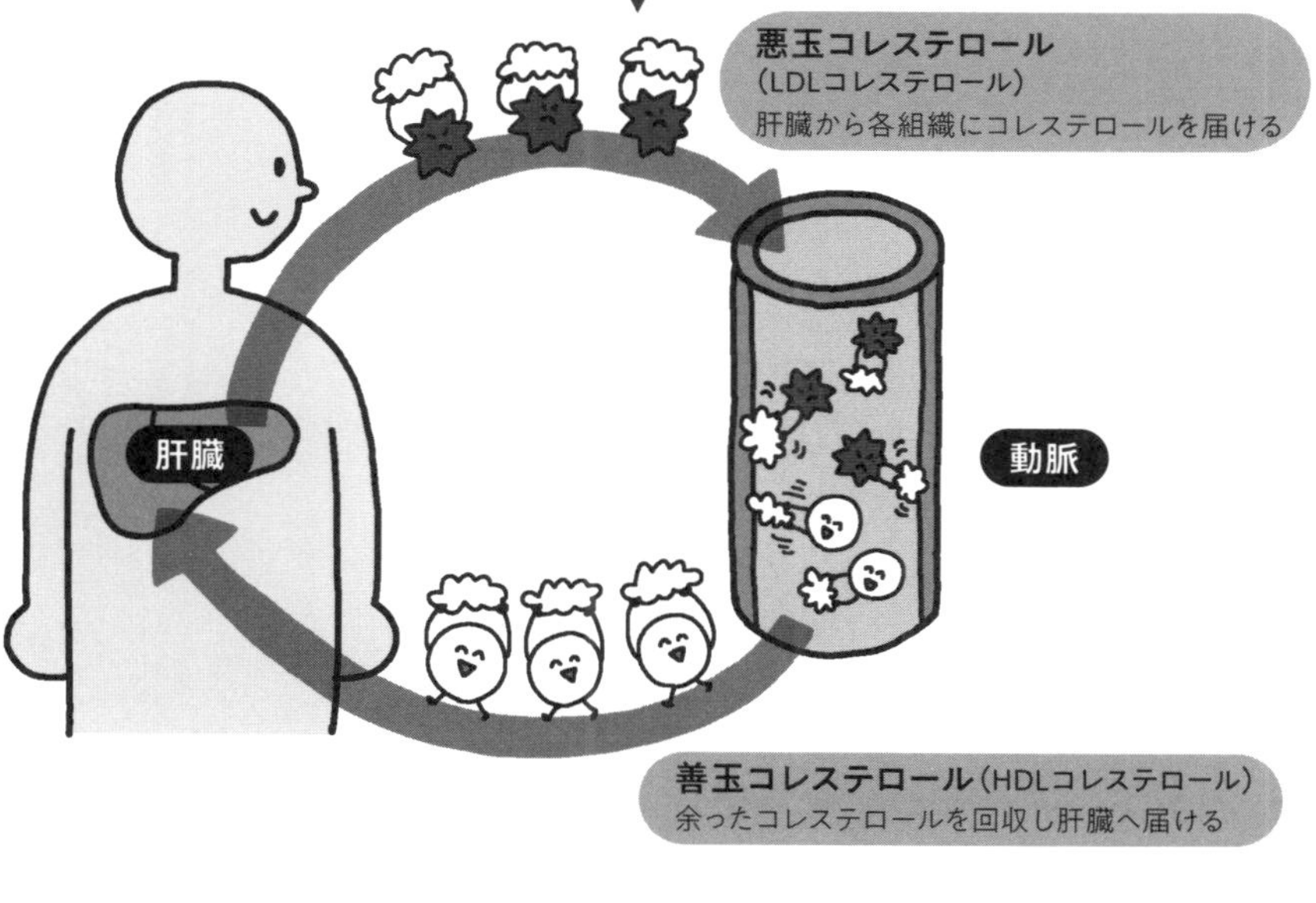

基礎知識3

「コレステロール値」で何がわかる？

運ぶ悪玉の多さ、回収する善玉の少なさに注目

コレステロール値が基準値より高かったとしても、症状に現れることはありません。血液検査の結果で知ることになります。そのため、定期検査を受けることが大切になります。

以前は血液中のすべてのコレステロール量を見て、総コレステロール値２２０mg／dℓ以上を「脂質異常症」と診断していました。

しかし、前ページで解説したように**コレステロールには善玉ＨＤＬコレステロールと悪玉ＬＤＬコレステロールがあり、総量より、それぞれの量とバランスがなにより重要**です。「コレステロール値が高い」といわれるのは、ＬＤＬコレステロールのことを指し、高い場合は高さばかり気にしますが、実はＨＤＬコレステロールの数値が低すぎても問題とされます。

検査の基準値は、どれかひとつでも該当すれば「脂質異常症」と診断されますが、薬を使う治療の開始基準を示すものではありません。

血液検査での数値の見方

•HDLコレステロール

善玉コレステロールと呼ばれるもの。数値が低すぎると、脂質代謝異常が疑われます。

異常	要注意	基準範囲*
29以下	30～39	40～119

（単位mg/dℓ）

•LDLコレステロール

悪玉コレステロールと呼ばれるもの。数値が高すぎると、脂質代謝異常が疑われ、動脈硬化や心筋梗塞、脳梗塞を起こす危険性を高めます。

異常	基準範囲*	要注意	異常
59以下	60～119	120～179	180以上

（単位mg/dℓ）

•中性脂肪（TG）（トリグリセリド）

数値が高いと動脈硬化を進行させる恐れあり。数値が低いと、低βリポたんぱく血症、低栄養などが疑われます。

異常	基準範囲*	要注意	異常
29以下	30～149	150～499	500以上

（単位mg/dℓ）

•Non-HDLコレステロール

Non-HDL コレステロールは、動脈硬化を引き起こすコレステロールを表し、そのリスクを総合的に管理できる指標です。数値が高いと、動脈硬化や脂質代謝異常、甲状腺機能低下症、家族性高コレステロール血症などが疑われます。数値が低い場合は、栄養吸収障害、低βリポたんぱく血症、肝硬変などの心配があります。

異常	基準範囲*	要注意	異常
89以下	90～149	150～209	210以上

（単位mg/dℓ）

*将来、脳・心血管疾患を発症しうる可能性を考慮した基準範囲
参考：日本人間ドック・予防医療学会HPより

ZUBORA

基礎知識4

中性脂肪の値もコレステロールに影響する

中性脂肪が増えると善玉悪玉のバランスが崩れる

脂質異常症は中性脂肪の数値も診断基準になります。中性脂肪は、よく「脂肪」といわれるもので、別名を「トリグリセリド」といいます。食品から吸収されるものと、肝臓や小腸など体内で生成されるものがあります。中性脂肪は食品から吸収される場合は、脂質から消化吸収され、体内で合成される場合は、脂質と糖質が材料になるのです。

体にとって大切なエネルギー源ではありますが、**中性脂肪は増えすぎるとＬＤＬコレステロールを増やし、ＨＤＬコレステロールを減少**させます。

また、中性脂肪が肝臓で過剰に合成されると、肝臓に中性脂肪がたまり脂肪肝になりやすく、小腸で中性脂肪が過剰に作られると、急性膵炎を引き起こしやすくなります。中性脂肪が高い状態が続くと、肥満になったり、糖尿病にもなりやすくなるので注意が必要です。炭水化物や甘い菓子などの摂りすぎ、お酒の飲みすぎには注意しましょう。

中性脂肪の基準値

30～150mg/dℓ未満

中性脂肪値が150mg/dℓ以上になると、脂質異常症の一種、高トリグリセリド血症（高中性脂肪血症）と診断されます。肝細胞に脂肪が蓄積される脂肪肝を招きやすく、それを放置すると肝硬変に進行する場合もあるので注意が必要。

また、急性膵炎《すいえん》を起こすこともあります。消化液である膵液の働きが急激に活発になることで、膵臓の一部を傷つけてしまい、激しい腹痛を起こします。暴飲暴食のあとに起こることが多いので気をつけましょう。

中性脂肪が高くなりやすい主な生活習慣

- **過食ぎみ**
- **動物性脂肪の摂取過多**
- **飲酒量が多い**
- **甘い物や乳製品を使った菓子類を多く食べている**
- **ごはんやパンなどの炭水化物の摂取量が多い**
- **運動不足など**

中性脂肪は食べ物や運動不足の影響を受けやすいものです。甘いものを食べるなら活動量の多い日中にしましょう。野菜や海藻、きのこなどの食物繊維をたっぷり摂ると、脂肪の蓄積を防ぎます。

脂質異常症を薬で治療する

生活習慣の改善と並行して行われる薬物療法

脂質異常症は、中度くらいまでは薬は処方されず、食生活や生活習慣の改善によって経過を見ます。3〜6カ月ほどで徐々にでも効果が出ればいいのですが、半年を過ぎてもまったく効果が表れなければ、薬を使用することもあります。

また、脂質異常症が遺伝による家族性高コレステロール血症の場合は、すぐに薬物治療が行われます。糖尿病や高血圧など、ほかの病気を併発している場合も、薬を検討します。

日本で使用されている脂質異常症の主な治療薬

● スタチン系薬剤

コレステロールの合成を防ぎ、LDLコレステロールを減少させる。肝障害や筋肉障害といった副作用に注意。

主な一般名 プラバスタチン、シンバスタチン、ピタバスタチン、アトルバスタチン、ロスバスタチン、フルバスタチン

● 陰イオン交換樹脂（レジン）製剤

コレステロールを体外へ排泄する働きを促進する。

主な一般名 コレスチラミン、コレスチミド

● 小腸コレステロールトランスポーター阻害剤

小腸でコレステロール吸収を阻害し、血中コレステロールを低下させる。

主な一般名 エゼチミブ

● フィブラート系薬剤

HDLコレステロールを増やし、中性脂肪の合成を抑える。

主な一般名 クロフィブラート、ベザフィブラート、フェノフィブラート

ZUBORA

第2章

ズボラな人でもラクラク

コレステロール値が下がる食事

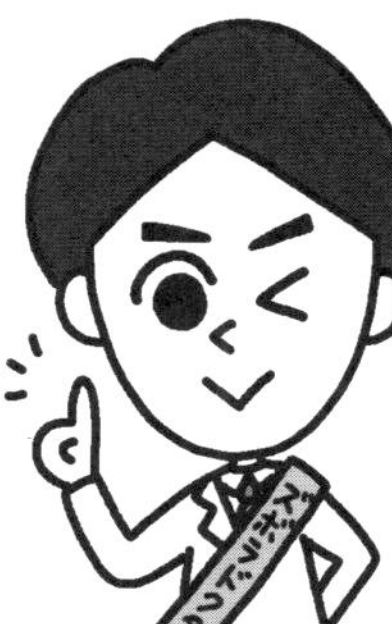

「コレステロール値が高い、
肉や魚介類は避けて……」
そんな今までの
偏った知識は捨てて、
食べたいものを上手に食べる、
新しい食事法をマスターしましょう。

ZUBORA

食事 1

食品に含まれる コレステロールは 総量よりも 食べ合わせに要注意

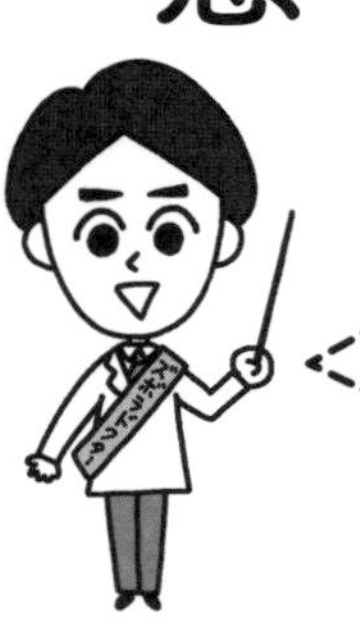

体内のコレステロールの大半は
肝臓で生成されたもの。
食品からの摂取を気にするより
その他の栄養にも目を向けましょう。

コレステロールの多さだけで食材を怖がらない

「コレステロールを多く含んだ食品を食べると、そのまま体のコレステロール値が高くなる」。単純にそう思ってはいませんか？

ＬＤＬコレステロールは食品から体内に取り込まれると小腸で吸収されますが、実は、その吸収率はさほど高くはないのです。もちろん、高コレステロール食品を多量に食べることは避けたいですが、それよりも**気をつけてほしいのが、動物性の脂肪（飽和脂肪酸）とトランス脂肪酸**といった脂質を多く含む食品。ＬＤＬコレステロールは小腸で吸収されるほかに、多くは肝臓で作られています。その合成が行われる際、材料になるのが、動物性の脂肪やトランス脂肪酸なのです。

また、高コレステロール食品の代表といえば、イカがあげられますが、そのイカをはじめ、牡蠣やホタテ、アサリ、タコなど、魚介類の多くにはタウリンが豊富に含まれています。疲労を回復することで知られているアミノ酸の一種のタウリンですが、胆汁酸と結合することで、コレステロールを消費する働きがあります。心臓や肝臓の機能を高める働きもあり、生活習慣病の予防に大いに期待できるのです。

コレステロールと飽和脂肪酸の組み合わせに注意

食事に気を遣っていても外食が多いと、ついついカロリーや脂肪を摂りすぎてしまうものです。よく和食がいいといわれますが、和食といえども脂肪の多い料理はあります。外食が多い人は、栄養が偏らないように、和食、洋食、中華、イタリアンなど、食べに行くたびにジャンルを変えるのも手です。

メニュー選びは、単品料理ではなく、できるだけ品数の多い定食やセットなどにすると、少しは栄養バランスがよくなります。とはいっても、麺類とごはんのセットなんてＮＧ！　糖質と脂質ばかりになるので避け、野菜など一品つけるべき！

さらに、**食品のコレステロールや飽和脂肪酸の含有量も意識**するといいでしょう。サーロインステーキのフォアグラ添え、カレーにトンカツ、イカに卵やイクラといった、**コレステロールが高いもの同士やコレステロールと飽和脂肪酸のどちらも高いもの同士の組み合わせは要注意**です。また、なんにでもマヨネーズをかけてしまう人もいませんか？　スルメイカにマヨネーズ、ゆで卵にマヨネーズなどもコレステロールと飽和脂肪酸の過剰摂取になります。まずは、普段何をどのように食べているか、見直してみて！

コレステロールの多いメニューはどっち？

VS

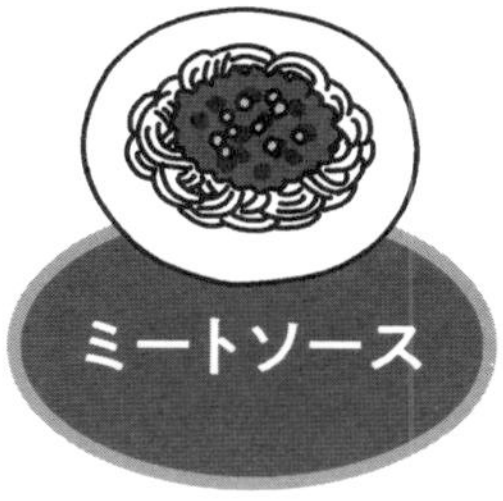

ペスカトーレに入っている少量の魚介類より、ひき肉に含まれるコレステロールの方が多い。ひき肉は、牛、豚共に、ブロックやスライス肉より脂身が多く、飽和脂肪酸が多いので注意。ハンバーグやミートボールを頻繁に食べるのは避けよう。

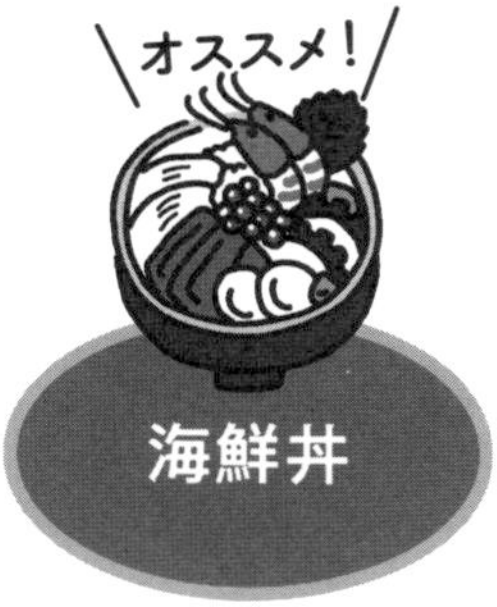

VS

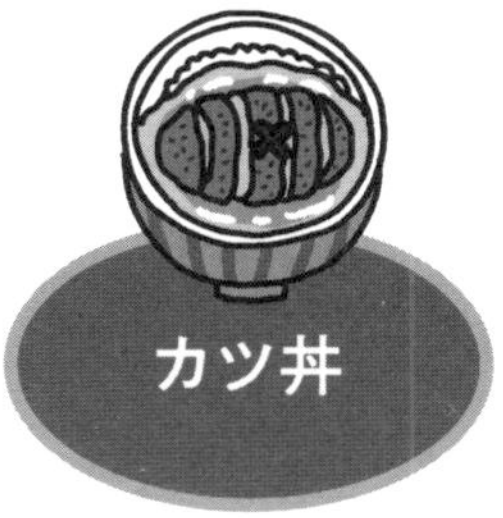

カツの豚肉の脂や油を含んだ衣には飽和脂肪酸がたっぷり。海鮮丼の魚介類もコレステロールは多いが、それを消費するタウリンが、えびやイクラ、サーモンなどには、アスタキサンチンが含まれ、コレステロールの酸化を抑制する。

VS

肉の内臓系は他の部位よりコレステロールが高い。とくにレバーは、飽和脂肪酸も高い。八宝菜にはコレステロールの高い魚介類が含まれるが、コレステロール値を下げる食物繊維が豊富な野菜も多い。食べるなら、八宝菜がいい。

VS

肉の内臓系はコレステロールも飽和脂肪酸も多い。冷やっこと比べたら歴然の差。もつを食べるなら、焼き豆腐や野菜を入れた煮込みがいい。大豆製品や野菜の食物繊維は、コレステロールの吸収を防ぐ。

ZUBORA

食事 2

脂ではなく肉が食べたいなら赤身やラムはむしろ推奨食材！

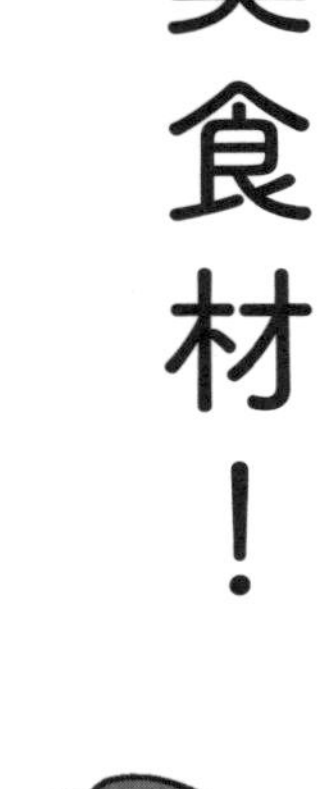

肉は1食100g程度と決め、
肉単体ではなく
野菜も多い料理を楽しみましょう。

肉は肝機能を助ける大事な栄養の供給源

コレステロール値が高い人ほど、魚より肉を食べていませんか？　牛肉や豚肉の脂肪には、ＬＤＬコレステロールを増やす飽和脂肪酸が多く含まれています。牛肉や豚肉の食べすぎは、動脈硬化を起こす可能性が高くなります。

でも、肉のすべてを否定するわけではありません。**肉は体力や免疫力を左右する良質なたんぱく質を含んでいます。**たんぱく質はＬＤＬコレステロールを処理する、**肝臓の機能に不可欠な血清たんぱく質、アルブミンの大事な原料にもなっています。**そのうえ、ビタミン、ミネラルなどの栄養素も豊富。**脂質代謝や糖代謝を促す力にもなっている**のです。ですから、肉はもう食べられないと絶望する必要はなし。コツは昼に肉を食べたら、夜は魚にしたり、1回で食べる適量（100gほどが理想的）を目安にするといいでしょう。

また、肉といってもコレステロールや飽和脂肪酸が含まれる量が異なります。たとえば、飽和脂肪酸の含有量は、豚肉なら肩ロースやひき肉が多く、少ないのはもも肉やヒレ肉です。赤身は疲労を回復させるビタミンB_1が豊富なのでオススメ。牛肉なら、避けるのは肩やランプ、肩ロース、サーロインです。

ラムに多く含まれる不飽和脂肪酸は悪玉を下げる

同じ肉でもラム（子羊）の肉の脂に含まれているのは、不飽和脂肪酸。**コレステロール値を下げたり、糖や脂質の代謝を促し、脂肪の増加を防ぐ働き**があります。そのうえ、**体内の脂肪燃焼を促すアミノ酸の一種、カルニチンも豊富に含まれているので、内臓脂肪を減らし、太りにくい体**にします。

また、ラム肉の脂肪は、人間の体温よりも融点が高いため、食べても体内で溶けにくく、吸収されにくいという利点も。でも、気温が上がる春や夏は、脂肪が溶けやすくなるので、がっつり食べるなら冬がオススメ。しゃぶしゃぶやステーキ、トマト煮なども美味。ほかにも、ビタミン、ミネラル、とくに鉄分やビタミンB_1が豊富に含まれています。高たんぱくで、必須アミノ酸もしっかり摂れるので、ヘルシーなのにパワーもチャージできます。疲労回復やストレスの緩和も期待でき、忙しい現代人の強い味方なのです。

調理するときは、少量の油で火が通るフッ素樹脂加工のフライパンを使用し、キッチンペーパーで出てきた脂をこまめに吸い取るとよりヘルシー。余分な脂を落とせるグリルパンや焼き網を使うのもいいし、スライス肉は野菜と一緒に蒸し焼きにしてもいい。

ラム肉の他のすごいパワー!

1　ビタミンB_1で疲労回復

日本人に不足しがちなビタミンB_1が豊富。糖の代謝をサポートし、脳へエネルギーを送り、疲れや不安、眠気も取って、スッキリに。

2　不飽和脂肪酸で代謝アップ

魚介類や植物に多い不飽和脂肪酸が含まれ、血液中のLDLコレステロールを減らす働きがある。また、脂肪の増加を抑制し、糖や脂質の代謝をアップ。

3　カルニチンが脂肪を燃焼

アミノ酸の一種カルニチンが豊富に含まれ、脂肪の燃焼を促進させて、エネルギーを生み出すことで、脂肪の蓄積を防ぐ。太りにくい体作りをサポート。

肉を食べるときのPoint

- お酒を飲みながらの食事は、食べすぎ飲みすぎになるので注意。肉は食べる量を決めておき、食べすぎを防ごう。
- 揚げ物は衣が油を吸うので、素揚げにするか衣を薄くしよう。
- 食物繊維が豊富な野菜や海藻、豆類などを一緒に食べる。満腹感が肉の食べすぎを防ぐうえに、食物繊維が脂肪の排出を助ける。

ZUBORA

食事3

肉の〝脂〟はバツ
魚の〝油〟はマル！
と覚えよう！

魚の油にはオメガ3系の多価不飽和脂肪酸が多く含まれています。

悪玉を下げる多価不飽和脂肪酸のＥＰＡ・ＤＨＡ

「血液をサラサラにする」「認知症を予防する」など、魚の脂に含まれるＥＰＡ・ＤＨＡパワーをご存知の人も多いはず。これは、70年代、デンマークの博士らが、血栓症を患う人が少ないグリーンランドの先住民、イヌイット族の常食である魚やアザラシに目を向けたのが始まり。このＥＰＡ・ＤＨＡは、常温で固まりやすい性質を持った動物性脂肪に対し、常温で固まりにくい性質を持った多価不飽和脂肪酸に属しています。

その効果は、**血液中の中性脂肪を減らし、善玉のＨＤＬコレステロールを増やすことで、血液をサラサラにして、血栓を防ぎます。**

さらに、目の網膜や脳細胞にも存在しているＤＨＡには、神経組織の発育や維持に関わる重要な役割があります。記憶力の低下や認知症の予防、視力の改善に効果を発揮します。

一方、ＥＰＡには、アトピー性皮膚炎や花粉症といったアレルギー症状の改善が認められ、抗がん作用についても研究が進んでいます。また最近では、小腸から作られるやせホルモン、ＧＬＰ－１の分泌を促す作用があることでも知られています。ＥＰＡを摂取して運動をすると体脂肪が減少するといった、ズボラさんには嬉しい報告も！

ＥＰＡ・ＤＨＡの効果を引き出す魚の食べ方

ＥＰＡ・ＤＨＡは、魚の中でも、アジやイワシ、サバ、サンマ、ブリなど青魚に多く含まれています。でも、なんでも食べればＯＫというわけではなく、**ＥＰＡ・ＤＨＡは熱に弱く酸化しやすい性質**を持っているので、酸化したものを食べると、体内で活性酸素を発生させ、悪影響を及ぼします。

それを防ぐには、**新鮮なものを熱を通さず食べること、お刺身なら調理いらず！**　また、抗酸化作用の高い、ポリフェノールやβ-カロテン、ビタミンＣ・Ｅなどを含むトマトや赤ピーマンなどの食品を一緒に食べるのもいいでしょう。抗酸化成分やビタミンＣを含むわさびを添えて食べるのは理にかなっています。でもチューブタイプではＮＧ。

焼き魚にする場合は、なるべく脂を落とさないように低温でじっくり焼いたり、煮魚の場合は煮汁も一緒に食べて、溶け出したＥＰＡ・ＤＨＡも逃がさずに摂り入れましょう。もっと手軽に摂り入れたいなら、サバやイワシなどの骨までやわらかな缶詰を。鉄分や亜鉛、カルシウムなどミネラルやビタミンＢが豊富で、食べやすくアレンジしやすいのが魅力。これなら料理が苦手なズボラさんでもできる！

魚缶トクするアレンジいろいろ

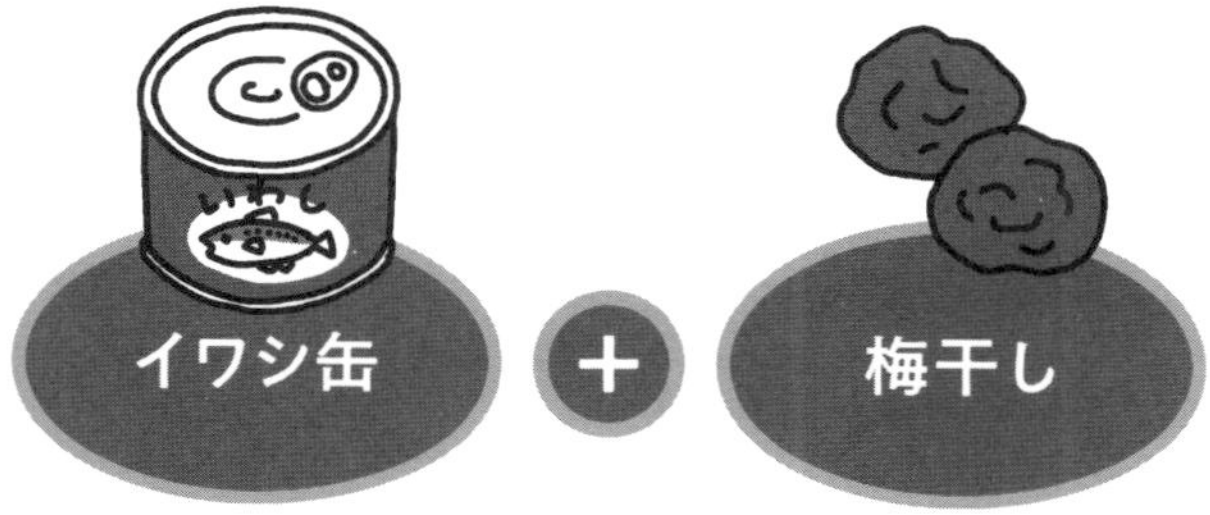

梅干しには体の各機能を整えるミネラルが豊富。イワシと共に肝機能を強化して、コレステロール値を安定させる働きがある。一緒に軽くレンチンして。

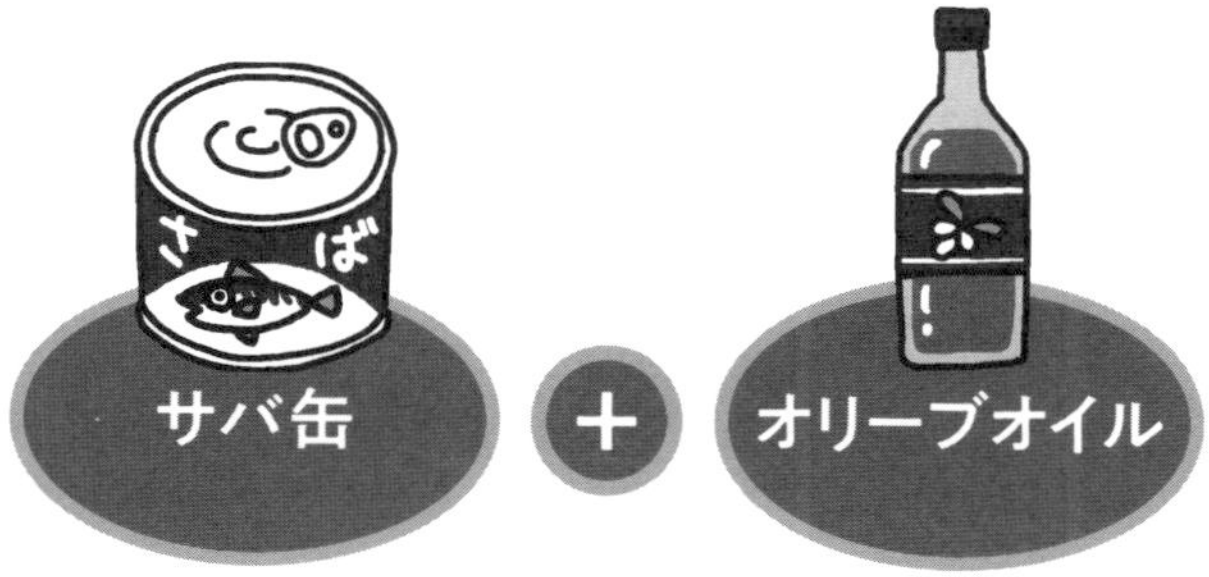

サバ缶やオリーブオイルに含まれているオレイン酸は体内で酸化を防いで、LDLコレステロールを減少させる。水煮にオリーブオイルを数滴かけて食べてもいい。

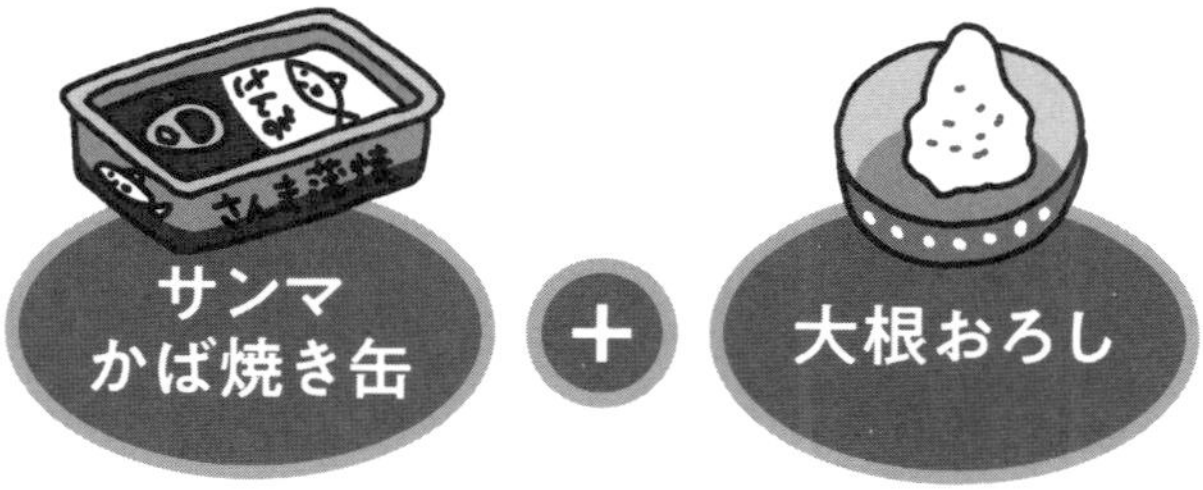

大根おろしは、抗酸化成分を含むうえに、酵素を含有。糖質やたんぱく質、脂肪を分解し、代謝を促進。たっぷりのせて！

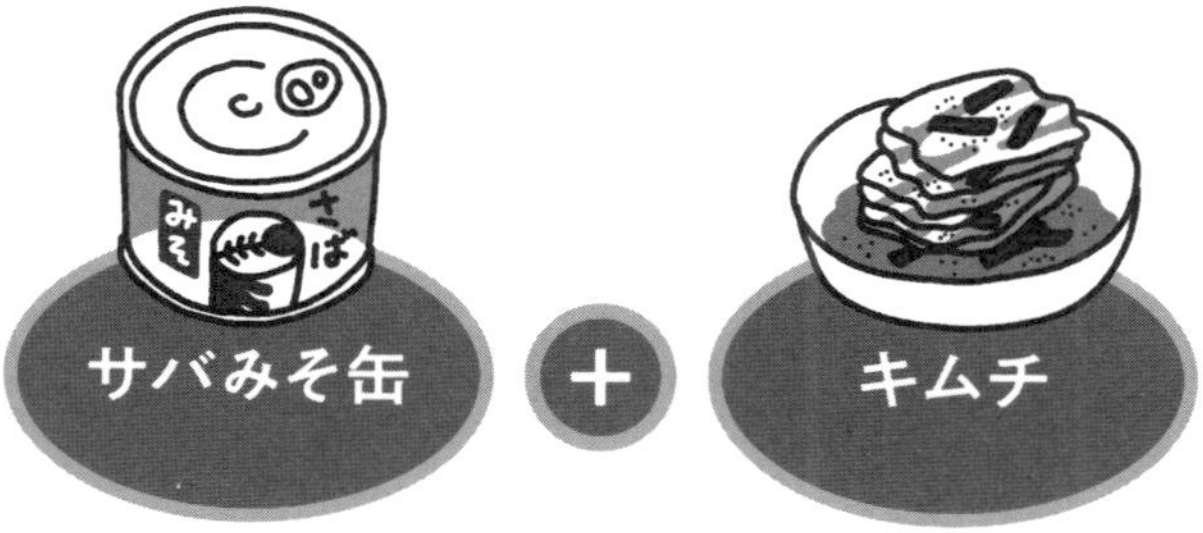

みそもキムチも発酵食品。キムチは抗酸化作用があるうえに、血流を促し、代謝を高めるカプサイシンを含有。キムチを混ぜていただこう。

ZUBORA

食事 4

控えたい脂質は トランス脂肪酸 摂りたいのは オメガ3系

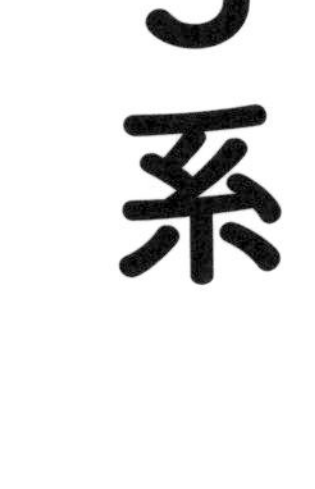

食品に含まれる脂質の性質を見極め、
避けるものを摂りたいものに
置きかえることで食生活を改善。

動物性の脂質やトランス脂肪酸は悪玉を増やす

ＬＤＬコレステロールが高めの人は、脂質の摂取量に注意が必要ですが、油といっても積極的に摂ると、いい効果をもたらす油もあり、絶対避けたい油もあります。

肉の脂や乳脂肪分など動物性の脂には、飽和脂肪酸が含まれています。ＬＤＬコレステロールを増加させるので、霜降り牛肉や生クリームたっぷりのケーキなどは避けてもらいたいものですが、もっと気をつけてもらいたいものがあります。

それは、トランス脂肪酸。マーガリンやショートニングはその代表的なものです。

自然界には存在しない油で、動植物の油を精製・加工する際に作られます。油は、動物性のものは常温でも固まり、植物性のものは液体のまま変化しない性質があります。でも、植物性で本来固まるはずのないマーガリンが固まっているのは、植物性油脂に水素を添加して加工しているからです。その際に生成されるのがトランス脂肪酸です。**ＬＤＬコレステロールを増やし、ＨＤＬコレステロールを減少**させます。お菓子によく使われているショートニングやコーヒーフレッシュにも含まれます。古い揚げ油も酸化し、トランス化するので、揚げてから時間が経ったスーパーのお惣菜は避けましょう。

善玉を増やすオメガ3系脂肪酸を料理に使う

油でもコレステロールが高めの人にとくに積極的に摂り入れてほしいのが「オメガ3系脂肪酸」です。ＬＤＬコレステロールを減らす働きをする不飽和脂肪酸の分類のひとつで、α-リノレン酸や青魚に含まれるＥＰＡ、ＤＨＡ、アマニ油、シソ油、エゴマ油などが該当します。**善玉のＨＤＬコレステロールを増加させるとともに、中性脂肪を下げる作用**があります。味噌汁やコーヒーなどに1、2滴加えるのもいいでしょう。

ほかにも、マカダミアナッツオイルやアボカドオイルの**パルミトレイン酸には、血液中の中性脂肪を下げる働き**があり、オリーブオイルや紅花油、アーモンドオイルの**オレイン酸には、ＬＤＬコレステロールを減少させる作用**があるといわれています。

また、アーモンドは、オイルだけでなくナッツそのものを食べることでも同じ効果が得られます。抗酸化作用の高いビタミンＥやポリフェノールも豊富で、生活習慣病を引き起こす過酸化脂質の発生を防ぐことで、血中のＬＤＬコレステロールの酸化を抑えます。

毎日、手のひらいっぱい（23粒ほど）のアーモンド（無塩）を食べていると、ＬＤＬコレステロール値が下がったという報告もあります。ただ、高カロリーなのでご注意を。

オメガ3系脂肪酸の健康効果

1 ｜ 血液サラサラ

血中のLDLコレステロールや中性脂肪を減らす働きがある。血液が固まるのを防ぐ作用もあり、脂質異常症を改善するEPA製剤として医療現場でも使われています。

2 ｜ 脳の活性化

脳細胞にも存在する脂肪酸なので、摂取することで脳が活性化し、記憶力を高める。物忘れが気になる人、認知症の予防にも効果が期待されています。

3 ｜ うつ症状の緩和

うつ病患者の血液中にはEPAやDHAが少ないとの報告があがっている。青魚に含まれるEPAやDHAは、うつ病の予防に効果が期待できるので不安なときにオススメ。

4 ｜ 肌のバリア機能を強化

オメガ3系脂肪酸は、肌の保湿機能を支えるセラミドの材料になる。肌が水分で満たされ、潤えば、バリア機能も強化！　肌のツヤやハリが蘇るでしょう。

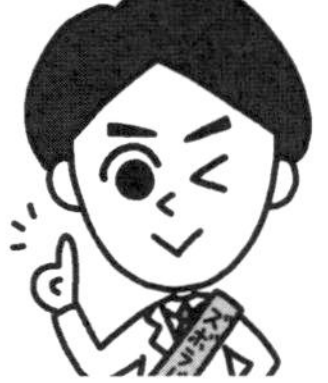

オメガ3系は熱に弱く酸化しやすいので、加熱せず、サラダやマリネ、焼き魚などに数滴かけて食べましょう。

ZUBORA

食事 5

お酒の飲み方でコレステロールを抑えることができる！

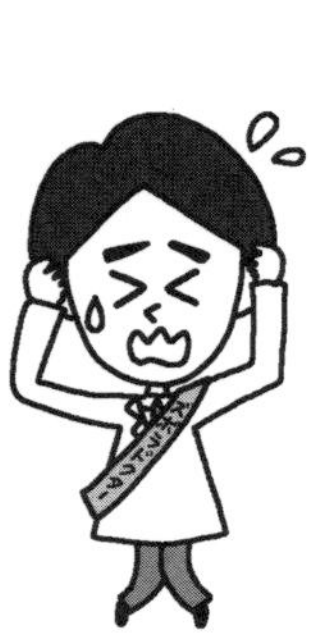

350mℓのビールには、砂糖大さじ2杯もの糖質！　毎日2缶飲み続ければ……。

「まずはビール」の前にノンアルコールで乾杯

キンキンに冷えたビールを、ゴクゴクのどを鳴らして一気飲み。仕事終わりのビールは、最高です！　これで一気に血糖値は急上昇！

ビールは麦芽や米、コーンスターチが原料。いきなり糖質を、しかも一気に摂取すれば、血糖値は急激に上がり、インスリンが過剰に分泌されて、体は脂肪をため込もうとしてしまいます。さらに、**血糖値が上昇すれば、肝臓で中性脂肪が作られて、**ＬＤＬコレステロールを増加させ、ＨＤＬコレステロールを減少させます。

そこで提案。１杯目は糖質ゼロのノンアルコールビールや炭酸水でのどを潤し、渇きを癒やそう。２杯目から好きなお酒をゆっくり飲めばいいんです！　飲みすぎも防げるでしょう。

それなら、糖質ゼロのお酒なら、いくら飲んでも大丈夫？

アルコールは体内にある糖分を使って分解します。お酒を飲めば飲んだだけ、糖分を必要とするので、どんな種類のお酒でも、大量に飲めば、血糖値が急激にダウンし、体が食べ物を欲します。飲んだ後にお腹が空き、ラーメンでシメようとするのは、そういったわけなのです。糖質ゼロでも飲みすぎれば、脂肪を蓄積する原因に。

適量のお酒、適切なつまみで飲酒習慣を最適化

お酒はゆっくり飲んで、適量でやめておけば、**血管を広げて血流をよくしたり、ストレス解消になったり、善玉のHDLコレステロールを増やす**ことも。

逆に飲みすぎれば血管が拡張しすぎて、心臓やアルコールを分解する肝臓に負担をかけてしまいます。また、**アルコールはカロリーが高いので、中性脂肪を増加**させます。長年大量のアルコールを飲み続けていれば、アルコール性肝障害や脂肪肝、痛風などを招いてしまうのは確実でしょう。

週に1、2日は休肝日を設けたり、ビールや缶酎ハイなどを冷蔵庫に常備せず、1日に飲むだけの本数を冷蔵庫に冷やすのがコツ。飲みすぎないための工夫をしましょう。

また、おつまみ選びも大切！　おつまみの定番、枝豆は、アルコールの分解と糖質の代謝を促進させるビタミンB群が豊富。焼き鳥や刺身はたんぱく質を含み、アルコール代謝をスムーズにし、二日酔いを軽減させるといわれています。オクラや山芋などのネバネバ成分は糖質の吸収をゆるやかにします。血糖値の上昇を抑える梅干しを使った和え物もオススメです。お酒と相性のいいおつまみを選びましょう。

アルコール1日の適量は？

ビール（5%）だと……中ビン1本（500mℓ）以下

日本酒（12〜14%）だと……1合（180mℓ）以下

ワイン（11〜14%）だと……グラス1、2杯（200mℓ）以下

焼酎（20〜25%）だと……0.6合（110mℓ）以下

ウイスキー（40〜43%）だと……ダブル2杯（50mℓ）以下

※（　）内はアルコールの標準濃度

焼酎と泡盛には
善玉コレステロールを増やす効果あり

　独特な香りがする芋焼酎や泡盛には、特有の「香気成分」があります。バラの香りの主成分β-フェニルエチルアルコールやリンゴのような香りのカプロン酸エチルなど。それらは、香りを嗅ぐだけで、血栓を溶かす作用があります。リラックス効果もあり、飲むのが苦手な人は香りで。

ZUBORA

食事 6

食物繊維でコレステロールを体外排出！きのこを常食せよ！

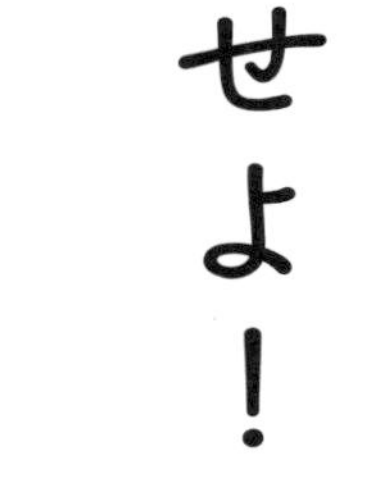

シイタケ、マイタケ、エノキ……。
きのこを常備し、毎日摂取することで
コレステロール値の改善に加え、
免疫力もアップします。

きのこを食べれば腸も血管も肝臓も喜ぶ

お腹の中をキレイにして、腸内環境を整える食物繊維。便通をよくするだけでなく、コレステロールも体外へ排出させます。とくに、きのこや海藻、ごぼうなどの根菜、豆類、もち麦などに含まれる**水溶性食物繊維は、腸内でネバネバの状態になり、コレステロールやコレステロールから生成される胆汁酸、糖質などを吸着して体外へ排出。**

さらに、きのこにはβ-グルカン、もち麦には大麦β-グルカン、と呼ばれる粘性の強い水溶性食物繊維が豊富に含まれています。どちらもコレステロールはもちろん、糖を吸着して排泄する作用があることで注目されています。

きのこ類はほかに、マイタケにＭＸフラクションという特有の成分が含まれています。肝臓でＬＤＬコレステロールを生成する際に使われる酵素の働きを抑え、増加を防ぎます。シイタケにも嬉しい効果があります。含有されているナイアシンには、動脈硬化を予防する働きがあり、特有の成分エリタデニンには、肝臓でたんぱく質と脂質の合成を食い止め、コレステロールや中性脂肪を排泄する働きが認められています。メニューに迷ったら、とにかくきのこ料理を選びましょう。

ZUBORA

食事 7

卵はコレステロールの代名詞ではなく栄養完璧な食材

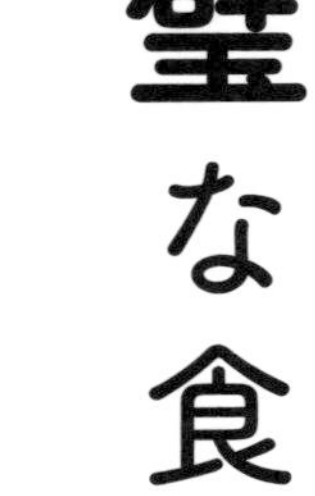

卵はビタミンC以外の全ての栄養素が
バランスよく含まれているため
「完全栄養食品」とも言われています。

必須アミノ酸も豊富な卵は肝機能の名サポーター

「卵は１日１個まで」。昔はよく、コレステロール制限というと、卵さえ食べなければいいと、安易に考えられていました。卵にはＭ玉１個に約２００㎎ものコレステロールが含まれています。

しかし、卵には良質なたんぱく質やミネラル、ビタミンがバランスよく含まれています。さらに、**レシチンが含まれ、コレステロールが血管の内壁に付着するのを防いだり、スレオニンなど９種の必須アミノ酸を含有し、肝機能の働きを高める作用**があります。

そもそも、コレステロールを多く含む食品を食べたからといって、すぐに数値が上がるわけではありません。コレステロールは食べた食品からというより、肝臓で合成されているものの方が多いからです。

それよりも食事で注意したいのが、何度も言うように中性脂肪。大切なエネルギー源ではありますが、摂りすぎるとＬＤＬコレステロールを増やし、善玉のＨＤＬコレステロールを減少させる働きがあります。脂質や糖質、炭水化物の摂りすぎに気をつけて、野菜や海藻、豆類など食物繊維を多く含む食品を食べましょう！

ZUBORA

食事 8

コレステロール対策には緑茶とコーヒーの健康効果を最大活用

すでにやっている生活習慣の中から
よいものを選んで日常化させる。
それも続けられる生活改善のコツです。

水分補給しながら健康要素も摂取できる日常飲料

トクホに高濃度カテキン配合の緑茶があるように、緑茶のカテキンには、優れたパワーがあります。カテキンは活性酸素を除去する抗酸化作用で知られているポリフェノールの一種です。**コレステロールや脂肪、糖質の吸収を抑える働きがあり、血糖値を安定させる作用**も。また、お茶の渋み成分タンニンも、このカテキン類に入ります。

緑茶にはほかにも、疲労感や眠気を取るカフェイン、血管を広げて血流をよくしたり、リラックス作用があるテアニン、脳細胞を活性化させるギャバ（GABA）などが含まれています。老化や現代の生活習慣病などから守ってくれる強い味方なのです。

同じく普段から手軽に飲んでいるコーヒーにも、すばらしい働きがあります。コーヒーには、ポリフェノールの一種クロロゲン酸が含まれています。活性酸素を抑制し、シミやシワができるのを防いだり、**LDLコレステロールの酸化を防いで、動脈硬化を予防する効果が期待できます**。さらに、このクロロゲン酸とコーヒーのカフェインには、**脂肪の代謝を促進させる働き**があることもわかっています。毎日コーヒーを3杯以上飲む人は糖尿病やアルツハイマー型認知症になるリスクが少ないことも報告されています。

緑茶×コーヒーで悪玉減少と脂肪燃焼のW効果

緑茶とコーヒー、それぞれ別に飲んでもすばらしい効果が得られますが、合わせて一緒に飲めば、相乗効果で驚くほどパワーアップ！　これが、オススメする「緑茶コーヒー」です。**緑茶に含まれるカテキンとコーヒーに含まれるクロロゲン酸には、LDLコレステロール値を減少させる働きや脂肪を燃焼させる働き**があります。この2つを合わせることで、より高い効果が得られるのです。

さらに、緑茶に含まれるテアニンは、カフェインの覚醒を緩和し、副交感神経を優位にして、緊張を緩和させる作用もあります。

作り方はカンタン。緑茶とブラックコーヒーを1対1で割るだけ。1回にカップ1杯。1日3杯を目安に飲んでください。食事の15分前に飲むと、食欲が抑えられ、食べすぎを防ぎます。また、ホットで飲む方が、体を温めて脂肪燃焼効果を高めます。

普段コーヒーにミルクを注いで飲む人も、ミルクを入れるとクロロゲン酸の吸収を阻害してしまうので、できるだけブラックで飲みましょう。緑茶とコーヒーを合わせることで、コーヒーの酸味と緑茶の渋みは和らぎ、美味しく飲めるはず。

緑茶とコーヒーの効果

抗酸化作用

カテキン
×
クロロゲン酸

どちらも抗酸化作用のあるポリフェノールの一種。LDLコレステロールの増加を防ぐうえに、脂肪や糖質の吸収を抑制。相乗効果でコレステロール値や血糖値を正常にしたり、高いダイエット効果を発揮。

リラックス効果

テアニン
×
カフェイン

覚醒とリラックスどちらの作用もあるカフェインと、リラックス効果の高いテアニンを合わせると、副交感神経を優位にして、深いリラックスを与える。ストレスや疲れを解消し、過食も防ぐ。

オススメは緑茶コーヒー！

1:1で混ぜるだけ

コーヒーの苦みや酸味、緑茶の渋みが和らぎ、飲みやすい。ホットにしてブラックで飲もう。カフェインは摂取しすぎると、副作用があるので、飲みすぎには注意。1日3回、1杯（200mℓ）ずつが目安。

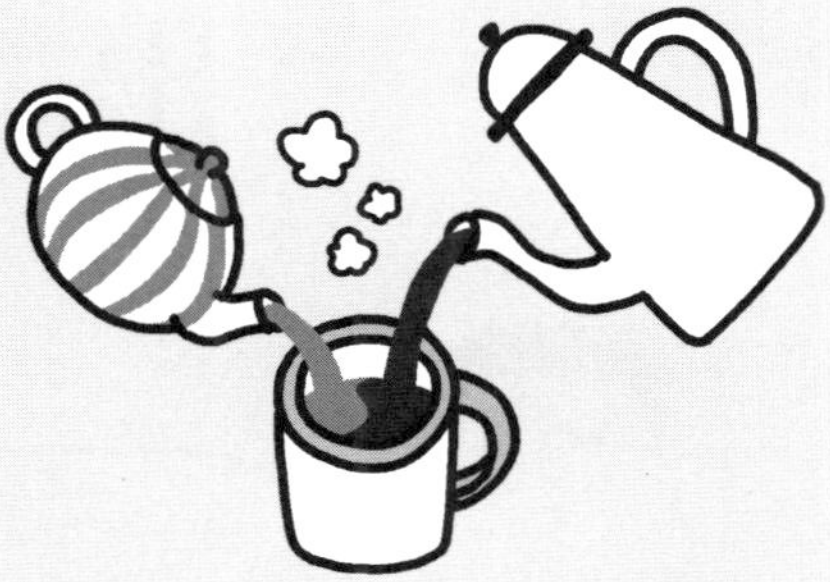

ZUBORA

食事 9

お腹が空いたら まずはヨーグルト コレステロール排出の 新ルール

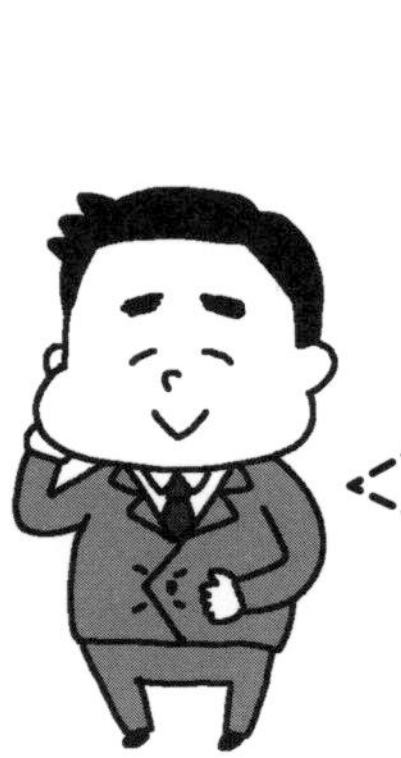

ヨーグルトは食後のデザートではなく
食前の前菜感覚で常食する習慣を
つけましょう。

コレステロールを排出させる乳酸菌の働き

　仕事をしながら、甘い菓子パンでお腹を満たしたり、昼をパンケーキで済ませたりしていませんか？　空腹時にいきなり糖質を摂ると、血糖値が急激に上がり、インスリンが過剰に分泌されます。すると血糖値が急激に下がります。この血糖値の乱高下によって、肥満になったり、うつ病が引き起こされることも。

　血糖値の乱高下を防ぐために、食事の前に無糖のヨーグルトを食べましょう。ヨーグルトに含まれているたんぱく質は、胃腸の働きを助けるうえに、糖の吸収を抑える働きがあります。さらに、ヨーグルトに含まれる**乳酸菌には、血糖値の上昇を抑えたり、コレステロール値を下げる効果が期待**できます。乳酸菌は、リポポリサッカライドとペプチドグリカンという粘性のある物質に覆われているため、腸内でコレステロールを吸着し、便として排泄することができるのです。ほかにも**乳酸菌には、コレステロールを原料にして生成される胆汁酸の分解を促す作用**があります。コレステロールの消費を進ませ減少させます。

　ヨーグルトは、ポリフェノールが豊富なリンゴやキウイ、マンゴーなど果物を添えて食べると、抗酸化作用の働きも加わり、よりコレステロール値を下げることができるでしょう。

ZUBORA

食事 10

食生活改善を継続するコツは自分を過信するな!甘やかせ!

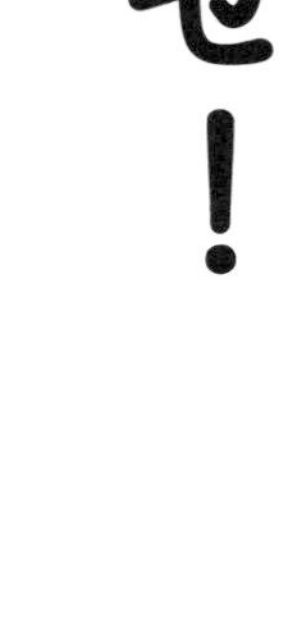

ズボラさんは褒めて育つタイプ。
やれないことは後回しでOK。
やれることをやる!
やれたらもっとやる!!

無理をしない、自分を責めない、少しでも褒める

食生活を改善しようとしても、最初は頑張れてもなかなか続かないですよね！　食事療法を定着させる3つのカギはこれです！

1　「大好物を断つ」のはやめよう。ストレスになるような無理なやり方は続かない。

2　ダメな自分を責めない。目標が実現できなくても落ち込まず長い目で。

3　完璧を目指さない。少しゆるい、低めくらいの目標がいい。

次のページに「あなたの食行動チェック表」があります。ここから自分のタイプや対策のコツもわかります。「4」の答えが多いもの（たとえばAとGなど）に取り組むと長続きします！

また、自分のどんな食生活に問題があるのか、自分の弱点を知ることが成功につながります。自分がすべきことに的を絞って取り組むことで、無駄な努力をしなくていいのです。それなら継続することができるでしょう。

食事は栄養を摂るだけでなく、人生を豊かにするものです。無理せず続けられる自分なりの方法を見つけて、ずっと健康でいられる体を手に入れましょう。

食行動質問票

以下の質問に答え、4の答えが一番多かったものがあなたのタイプです。

1 あてはまらない　2 たまにあてはまる

3 どちらかというとあてはまる　4 あてはまる

A	太るのは甘い物が好きだからだと思う	1	2	3	4
	太るのは運動不足のせいだと思う	1	2	3	4
	食べてすぐ横になるのが太る原因だと思う	1	2	3	4
	水を飲んでも太る体質だと思う	1	2	3	4
B	料理が余ると、もったいなくて食べてしまう	1	2	3	4
	外食や出前を取るときは、多めに注文する	1	2	3	4
	スーパーなどでおいしそうなものを見ると、予定外でも買ってしまう	1	2	3	4
	つき合いの会食が多く、つい食べてしまう	1	2	3	4
C	家の中に食べ物がないと落ち着かない	1	2	3	4
	身の回りにいつも食べ物を置いている	1	2	3	4
	イライラしたり心配事があると、つい食べてしまう	1	2	3	4
	何もしていないと、つい食べてしまう	1	2	3	4
D	たくさん食べてしまった後で後悔する	1	2	3	4
	お腹いっぱい食べないと、満足感を得られない	1	2	3	4
	食前にはお腹が空いていないことが多い	1	2	3	4
	お腹が空いていなくてもいくらでも食べられる	1	2	3	4
E	早食いである	1	2	3	4
	よく噛まない	1	2	3	4
	人から「よく食べるね」といわれる	1	2	3	4
	なかなかお腹が満たされない	1	2	3	4
F	外食や出前が多い	1	2	3	4
	菓子パンをよく食べる	1	2	3	4
	麺類が好き	1	2	3	4
	ファストフードや脂っこいものが好き	1	2	3	4
G	朝食を抜くことが多い	1	2	3	4
	夜食を摂ることが多い	1	2	3	4
	食事の時間が不規則	1	2	3	4
	夕食を摂る時間が遅いことが多い	1	2	3	4

診断

A
食事に関する認識がずれている人
→まずは正しい食に関する知識を身につけよう。

B
食べるものが少ないと不安を感じる食いしん坊
→買い物する量、作る量、食べる量を1割減らそう。

C
食べることでストレスを解消している人
→趣味をもったり、瞑想などをして別の方法でストレス解消を。

D
空腹感、満腹感がわからない人
→食事を始めるのは、「お腹が鳴ってから」をマイルールに。

E
早食い&大食いのフードファイター
→一口ごとに箸を置き、満腹で食べるのをやめる訓練を。

F
体によくない食べ物が好きな人
→出汁を使った和食メニューにシフトし、味覚から整えて。

G
生活習慣が不規則な人
→睡眠をよくとり、ストレスコントロール術を身につけて。

私の体験談1

若い頃と同じ食事を続けていたら 50歳で中性脂肪が300超えに！

M・Tさん　51歳　会社員

マヨネーズからポン酢へ、食改革で成功！

50歳を目前に中性脂肪が300を超えて、しかもLDLコレステロール値まで高くなり焦りました。肉やマヨネーズが好きで、味付けは濃いめのこってり系の食生活でしたが、肉を2/3の量に減らし、野菜の量を増やしました。調味料もポン酢や醤油に替えたら、10カ月後には中性脂肪が下がり、1年後には正常値に！　その調子で、早寝早起き、生活のリズムも整えたら、数値もどんどん下がってきました。

数値の変化

	2019/1/12	10/12	2020/1/25	4/14	12/12
中性脂肪（mg/dℓ）	316	220	114	130	71
LDL（mg/dℓ）	154	113	123	104	89
HDL（mg/dℓ）	60	63	60	77	52

ズボラドクターのカルテ

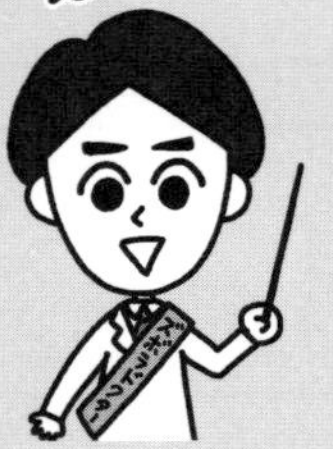

食べている肉の量は少し減らしただけなので、無理なく続けられたそうです。調味料はマヨネーズをやめて、さっぱり系に変えたのが大きかったと思います。

第3章

ズボラな人でもラクラク

コレステロール値が下がる運動

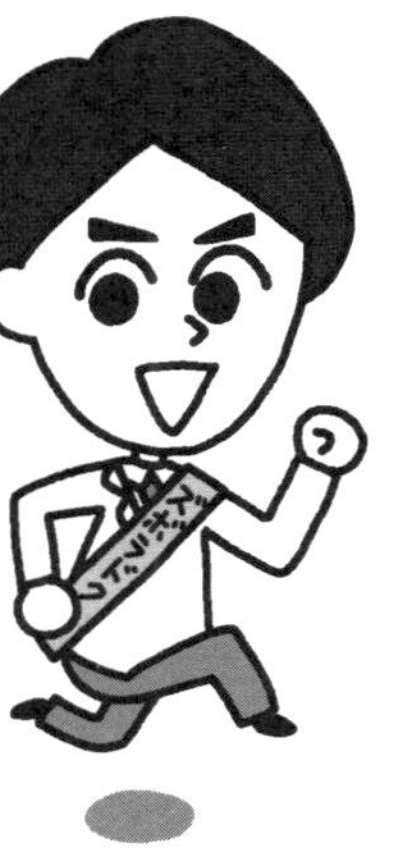

走り込んだり、ハードな筋トレばかりが運動ではありません。
ゆる～く体を動かすだけでも、効果は上がります。
今すぐできる
ラクな運動を始めましょう。

運動1

下半身の筋肉を大きく動かせる左右に反復カニ歩き

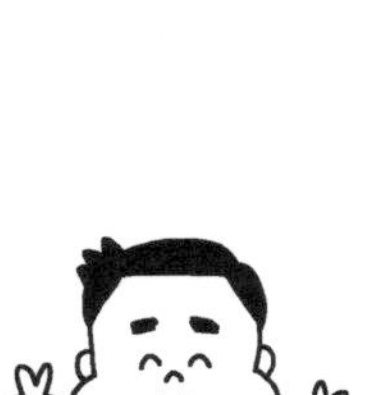

普段まったくやらない動きの中に
サボリがちな筋肉を鍛える刺激が
隠れています。

体の筋肉増量は全身の運動量をアップさせる

誰でもカンタンにできる運動といえば、「歩くこと」。これならいつでもどこでもできるので、アレンジして負荷をかけて、効果アップを目指しましょう！

オススメはカニのような横歩き。普段使わない筋肉を動かすことができます。**背筋を伸ばし、膝を高く上げると、太ももやお尻、腰やお腹といった、体の中でも大きな筋肉を動かすことができ、血液の流れがよくなります。**普通に歩くよりもコレステロールや中性脂肪といった脂質代謝をアップさせることができるのです。また消費カロリーも高くなるので、肥満解消にもうってつけ。コンビニの中でもカニ歩きで軽くひと回りしましょう。

さらに効率よく行うなら、2ℓのスクエアタイプのペットボトルを2本用意し、水を入れて足元に置き、障害物にします。足の両サイドにペットボトルを並べ、それにひっかからないように、つま先をしっかり上げて、腕を振り、その場足踏み&横歩きをしましょう。つま先を上げて歩くことは、転倒予防にもなります。

音楽を聴きながらリズムにのって横歩きしてもいいし、テレビを見ながらやってもいいです。1回5～10分以上、1日、1～2回行うのが理想的。

運動 2

アドレナリンの1日1回瞬間分泌で活性化スイッチをオンにする

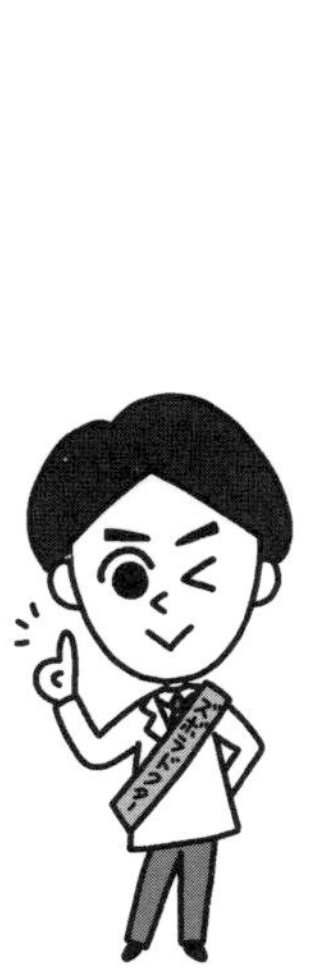

緊張や興奮状態は、メンタルだけでなく
体にちょっと負荷を加えることでも
作り出すことができます。

嫌じゃない緊張感やストレス状態をあえて作る

「胸のドキドキが止まらない……」。緊張したり、興奮したりすると分泌されるホルモン、アドレナリン。それが分泌されると、体は臨戦態勢に入り、瞳孔はパッと開き、心拍数や血圧が上がり、筋肉に血液を送ります。**脳は覚醒して集中力や判断力が高まり、運動能力も高まるのです。**一流のアスリートは、このアドレナリンの力を上手に利用し、試合に臨んでいるのです。つまりアドレナリンを出せば手っ取り早く体の機能をアップさせることができるので、コレステロール対策としてもぜひ利用したいものですね。

このアドレナリンは、ちょっとしたストレスや緊張感を体に与えると分泌されます。たとえば、お腹の底から大声を出してみるとか、重いものを持つ、限界まで筋トレをするといった方法が有効。または、レベルの高いことに挑戦する、非日常的な環境に身を置く、高めの目標を立てて宣言するなど緊張感やストレス状態を自ら作り出せばいいのです。

とはいっても、アドレナリンの過剰分泌が続くと、慢性化し、体や心に支障をきたします。週に数回重めのダンベルを使った筋トレを取り入れる、1日1回は鼻で猛スピードで10秒間呼吸するなど、緊張感と適度につき合ってアドレナリンを出そう！

運動 3

ゆーっくり腰を下ろす7秒座りでエクササイズが日常化

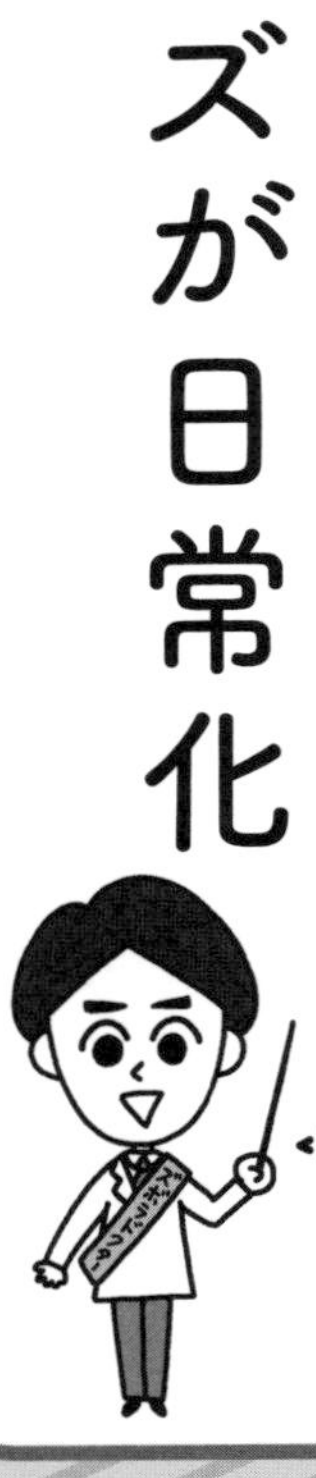

日に何度も腰掛ける瞬間が運動になる
「ながら健康法」のひとつです。
椅子と仲良しのズボラさんに最適です！

元手ゼロ、努力ゼロ、苦痛ゼロ、効果アリ！

デスクに向かって仕事をするとき、テーブルに向かって食事をするとき、ソファーに座ってテレビを見るとき……。この1日に何度も行う「座る」動作。ただ、何気なく座っていてはもったいない！　長時間座りっぱなしは、血流が悪くなって健康を害しますが、椅子に**「座る」タイミングで負荷をかければ、その動作がカンタンなエクササイズになります。**ジムに行ったり、特別な運動をしなくても消費カロリーを増やすことができるのです。ただ負荷をかけて椅子に「座る」だけなので、道具もお金も時間もかかりません。

「座る」ときには、下半身の筋肉を使います。太ももやお尻など、下半身には全身の約6～7割の筋肉が集中しているので、**小さな筋肉を鍛えるより、ここを鍛えれば筋肉量が一気に増え、基礎代謝量もアップ！**　太りにくい、理想のやせ体質になれるのです。

やり方はいたってカンタン。7秒かけてゆっくり椅子に座り、1秒でスッと立ち上がります。この動作を1日10回、2日に1回を目安に行いましょう。

筋肉は運動によるダメージとその修復によって鍛えられていきます。そのため、毎日トレーニングするより、休む日を設けることも大切です。

やってみよう!

7秒座り

椅子にお尻を下ろすまでの間、足だけで体を支えるエクササイズ。
座ったり立ったりする動作は、いつもの動作なので負担を感じませんが、
繰り返すと、かなりの運動になります。1日10回やってみましょう。

1

背筋を伸ばして立つ

肩幅よりやや広めに足を開き、かかとに重心をおいて背筋を伸ばして立つ。つま先は少し外側に向ける。

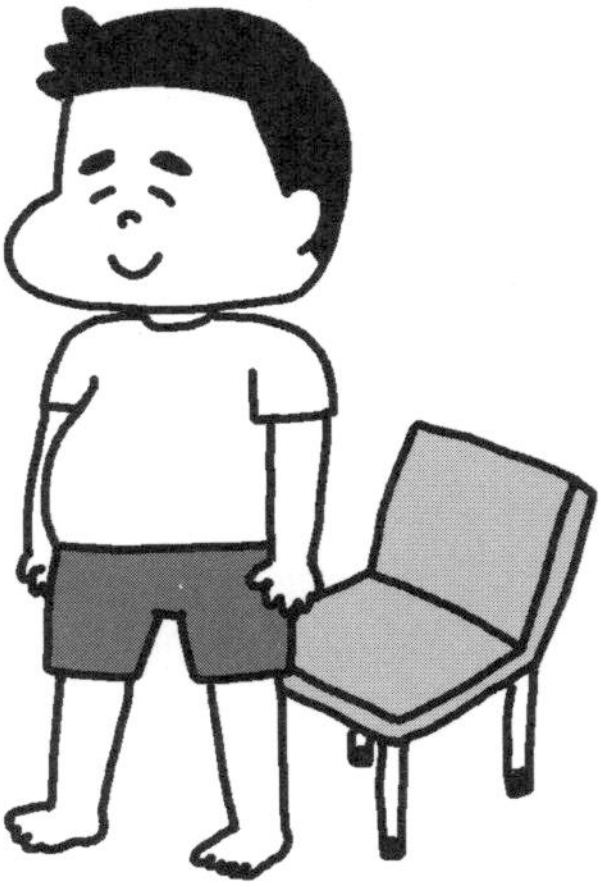

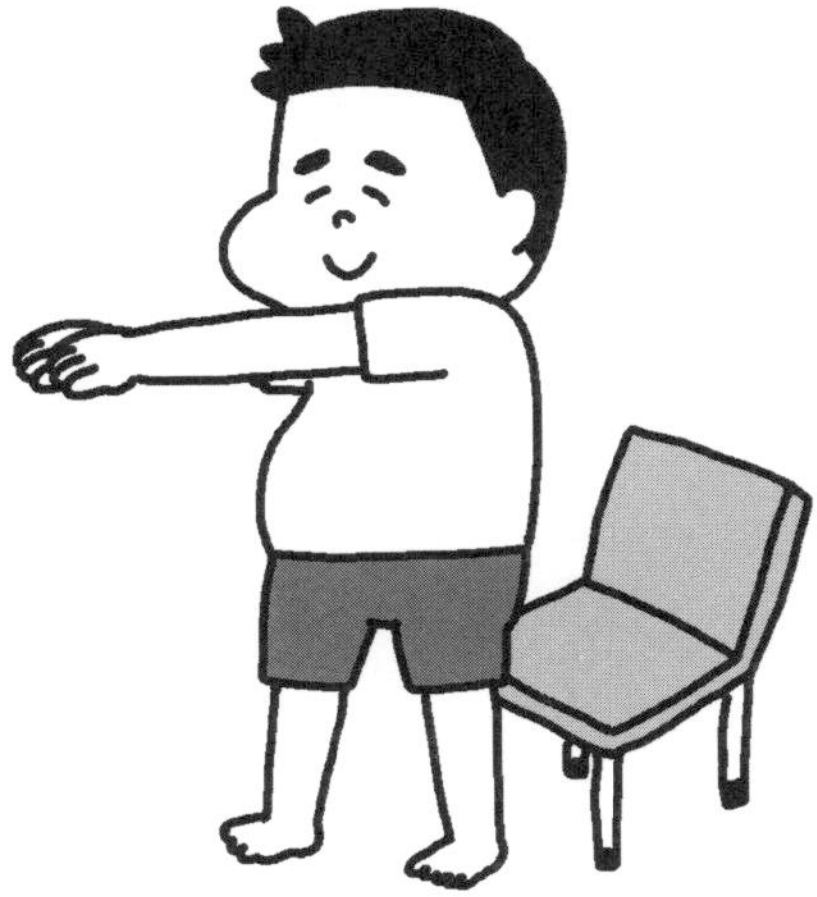

2

両腕を肩まで上げる

手のひらを下に向けて、両腕を前に伸ばし、肩の高さまで上げる。腕を上げることで、同時に背筋や腹筋も鍛えられる。

3

7秒かけて座る

声に出してゆっくり7秒カウントしながら、腰を下ろす。椅子の手前、1/3ほどのスペースにお尻をのせ、重心はかかとにおき、上体は前に倒さないこと。

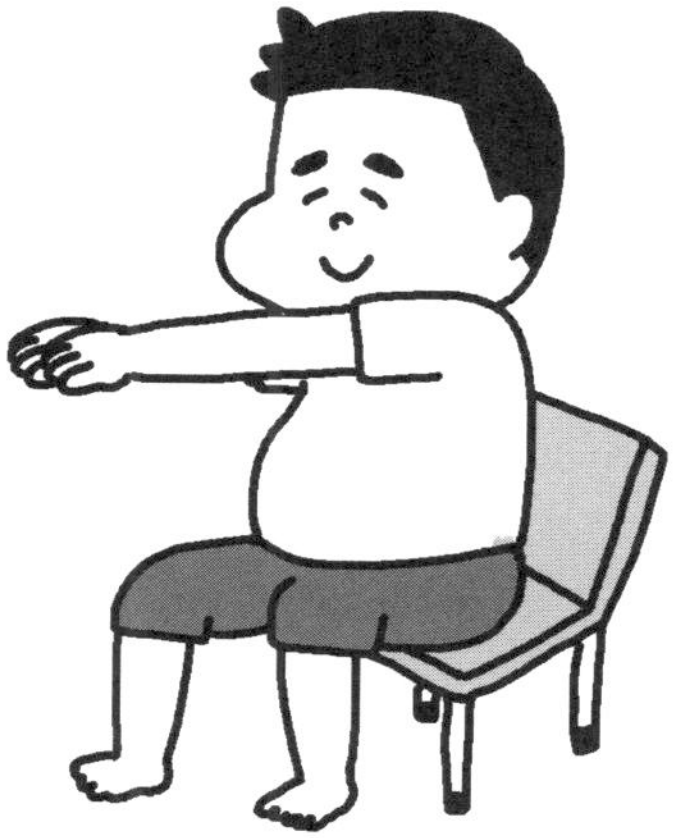

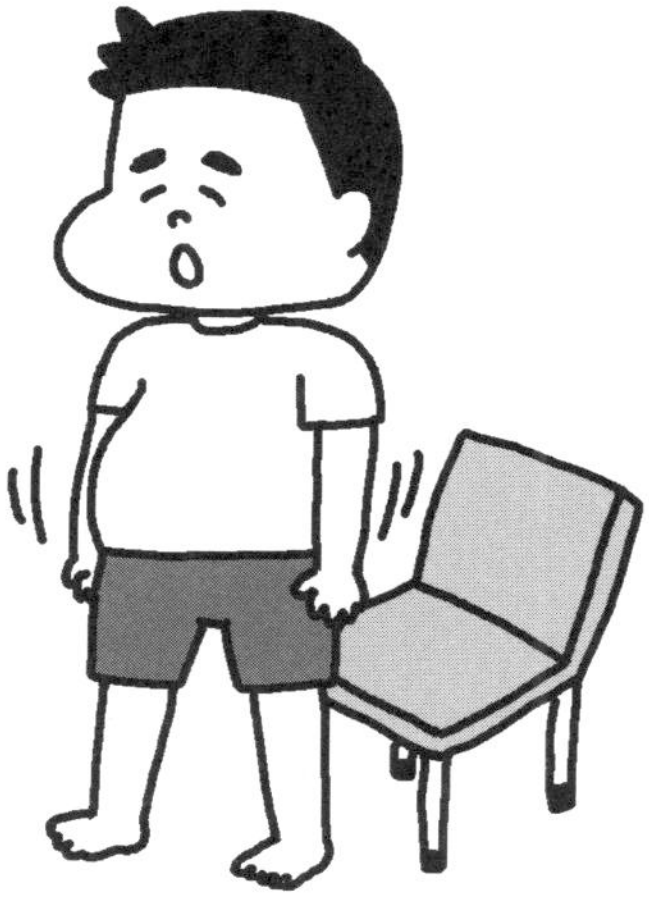

4

1秒で立ち上がる

椅子にお尻が触れたら、すぐに立ち上がる。また7秒かけて座り、繰り返す。

Point!

体を前に倒さないように、背筋と首をまっすぐ伸ばすこと。2日に1回が目安。

NG!

キャスターつきの椅子やバランスの悪い椅子を使用しないこと。

運動 4

ウォーキング1時間の運動効果を手軽に得られる「メリハリ歩き」

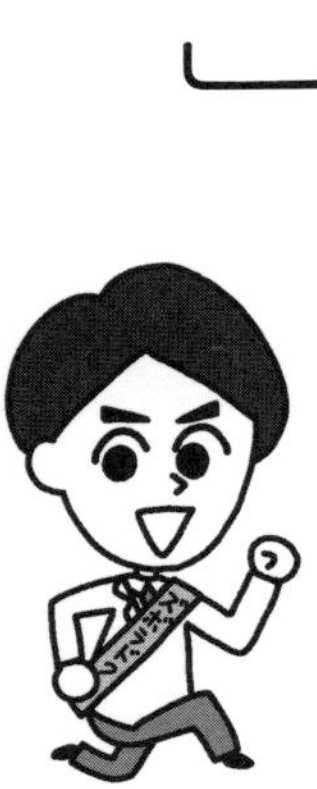

日常の歩行の3分間を「ハリ化」
させるだけ！
すぐに休んでいいのでズボラさんも安心！

早歩き3分、普通歩き3分を5セット30分でOK

健康のために「とりあえずウォーキングでも……」と思う人は多いはず。

でも、実は、ただ漫然と歩いているだけでは、たいした効果は得られないのです。時間をかけてたっぷり歩いても、リラックスはしても、**血糖値や血圧、血中脂肪の低下、体重減少、体力向上といった効果は、残念なことに期待できません。**

とはいっても、歩くことは一番手軽な運動であり、通勤や通学、買い物など、日常で移動のために誰もが少なからず歩いているものです。せっかくなので、「歩き」をパワーアップさせて、効果の出るものにしましょう！

それには、ちょっとキツいと感じる速度での早歩きと、普通の速さの歩きを3分おきに繰り返してください。早歩きで筋肉を鍛え、普通の歩きで血液の流れをよくして、筋肉疲労の回復を促します。**歩き方や速度を変えてメリハリをつけて歩くことで、ラクにパフォーマンスを向上**させることができるのです。これなら、1時間かけてウォーキングする必要もなく、通勤途中や仕事の移動中、ちょっとした合間にもできます。自然に消費エネルギーを上げて、コレステロールを撃退しよう！

やってみよう!

メリハリ歩き

まずは、正しい姿勢で歩くことが大切。
本来使うべき筋肉をしっかり刺激することができます。
さっそく、歩幅とスピードを意識して、メリハリをつけて歩いてみよう!

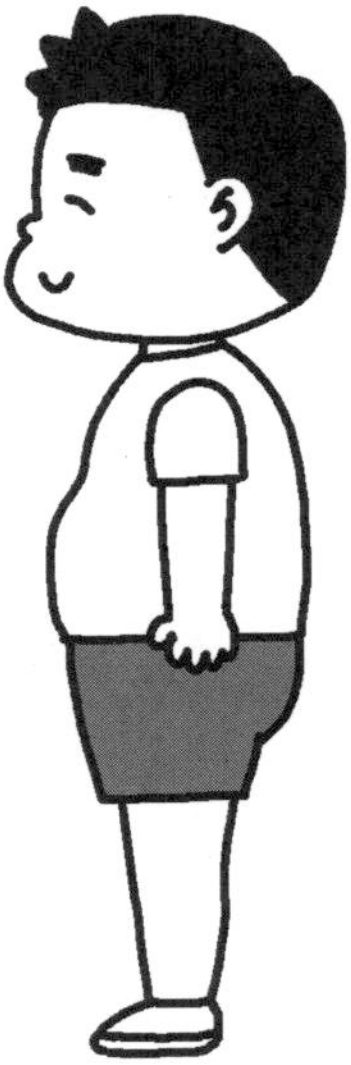

1

正しい姿勢で立つ

背筋を伸ばし、手を軽く握る。耳と肩、くるぶしが1直線になるような姿勢が理想的。

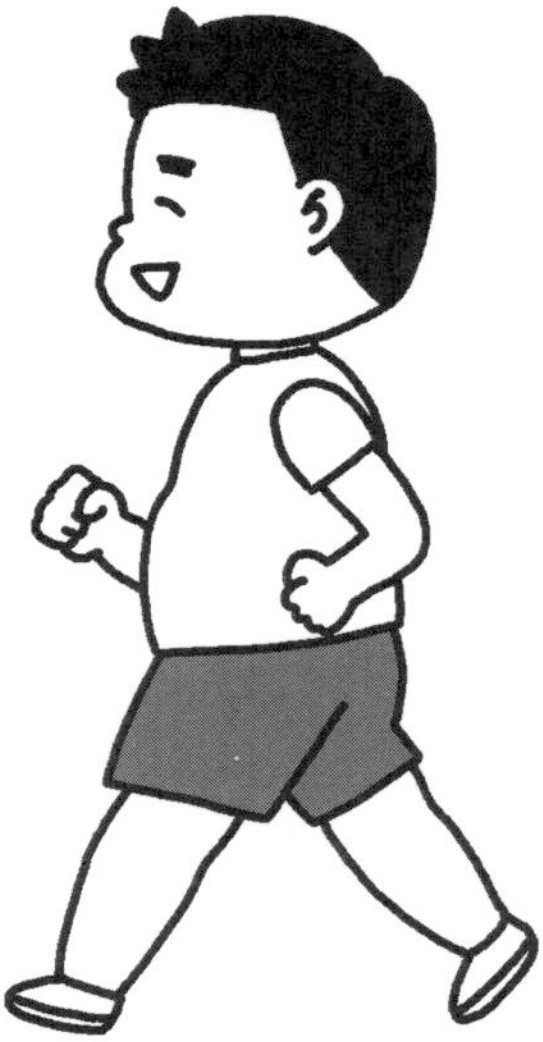

2

普通の歩き方をする

視線をまっすぐ前に向けて、自然な呼吸を保ちながら3分間歩く。頭上から糸で吊るされているような気持ちで姿勢を伸ばし、自然な歩幅で歩こう。

3

早歩きをする

少し息が上がる、3分で300mくらい進む速度を出し、3分間早歩きをする。肩甲骨を寄せるように意識して、腕を大きくしっかり振ることがポイント。

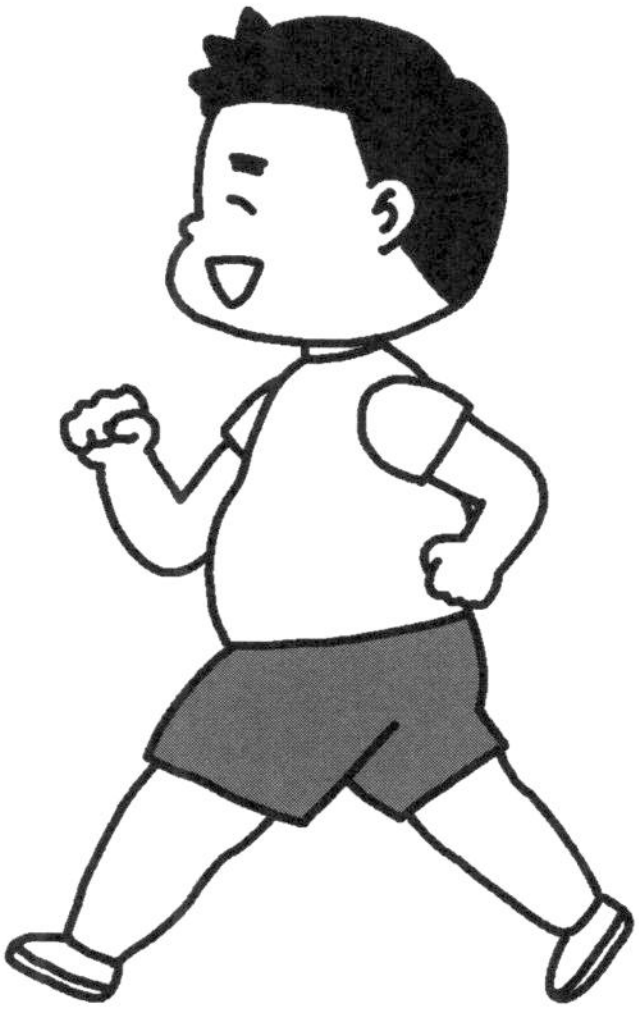

4

2と3を繰り返す

「普通歩き」と「早歩き」を1セットとして、3〜5セットを目安に行う。回数は自分でできる回数で行おう。無理なく続けることが大切。

Point!

早歩きのときの歩幅は、「身長×0.4〜0.5」くらいが理想的。

NG!

姿勢が崩れると、本来使うべき筋肉が使われなくなる。正しい姿勢を意識しよう。

運動 5

正しい姿勢で歩けば1日20分、週3回でコレステロール値改善効果！

普段の動きは無意識にラクをしています。
正しい姿勢を意識すると体の各所に
負荷がかかり、運動効果が見違えるほど
アップします。

筋肉が鍛えられ運動効果もアップ！

歩きをパワーアップさせる方法その2です。これはさらにカンタンで「正しく歩く」、ただそれだけ。でも、たかがウォーキングと侮るなかれ。

正しいフォームで、正しく歩けていますか？　年齢を重ねると、なにもない平らなところでもつまずく人が増えてきます。それは、正しく歩けていないから！

姿勢を正し、手足を正しく動かして歩いていれば、筋肉に負荷がかかり、運動効果が上がります。全身の血流もよくなり、筋肉も強化されて、コレステロール値が改善するばかりか、けがを防ぐことにもなります。

背筋をまっすぐ伸ばして、ひじは90度くらいに曲げ、手は軽く握る。後ろ足のつま先で地面を蹴り出し、前に踏み出したら、同時に体重も前に移動させよう。前に踏み出した足は、つま先を上げて、かかとから着地します。かかとから着地するようにしていれば、平らな道でつまずくことは避けられるのです。体を左右に振ったり、腰が上下に揺れないように、腰を前に運ぶようなイメージで歩いてみてください。

1日20～30分、週に3日以上昼休みや会社の帰りに一駅分正しく歩いてみましょう。

運動 6

椅子スクワットで太ももとお尻を狙い撃ち！効果的に筋肉増量！

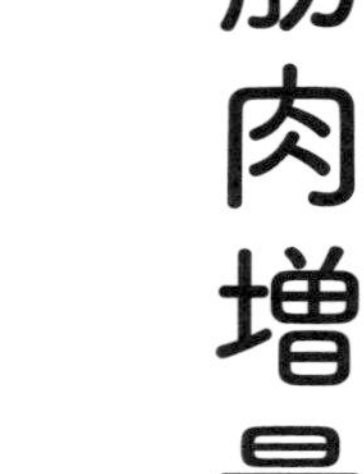

足の筋力を鍛えると、
膝が上がる、歩幅が広がる、
速度が上がる、呼吸が深くなる、
代謝がアップ！
健康効果の雪だるま現象が起きます！

7秒座りをクリアしたら椅子を使ったスクワットを

体内のLDLコレステロールを減らすには、消費エネルギーを増やすことが必須。それには、体の中でも一番大きな筋肉、太ももとお尻の筋肉を強化しましょう。**体の筋肉量が増えれば、消費エネルギー量がグンとアップ**します。

そのうえ、筋肉を鍛えると、血液を体の末端まで届け、回収する心臓のポンプの働きをサポートします。さらに、**血栓を作る原因になる繊維素を溶かす働きが高まる**ともいわれています。

太ももやお尻の筋肉を鍛えるには、スクワットがカンタンで効果的。1日10回を目安に、2、3日おきに行いましょう。立って行うのがキツい場合は、椅子を使うといいでしょう。

●椅子のスクワットのやり方

①椅子の背に両手をのせて、両足を肩幅より広めに開き、つま先はやや外に向けて立つ。

②息を吐きながら5秒かけて腰を落とし、太ももが床と平行になったら、2秒キープ。

③椅子の背につかまってゆっくり立ち上がる。

これを10回繰り返します。膝が足先より前に出ないように行うのがポイントです。

運動 7

目覚めと就寝前
毎日10分ずつの
ストレッチ習慣が
血流を健康化

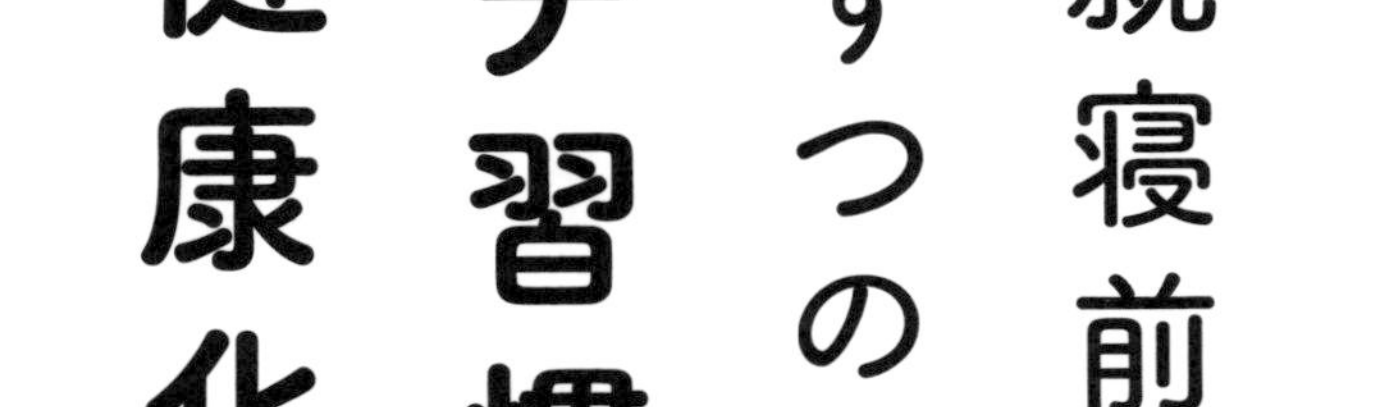

昼間の体を活性化、夜の睡眠の質も向上

コレステロール値を改善するには、たまに頑張って運動するよりも、自分の体力に見合った軽い運動でもいいので、とにかく継続することが大切。今まで運動することがなかった人はとくに、急にキツい運動を始めようとするのは難しいでしょう。まずは1日10～20分ほどのストレッチから始めてみよう。

ストレッチとは筋肉を伸ばすこと。ラジオ体操も柔軟運動もストレッチです。**筋肉をほぐし、全身の血流をよくするので、脂質代謝が促されて、血液中のコレステロールや中性脂肪の減少をサポート**します。また、ストレス解消や肩こり、腰痛予防にもいいでしょう。

継続させるには、日常生活に組み込んで、習慣づけるのが一番です。朝の目覚めと、就寝前に行うのがオススメ。朝、ストレッチをして体をほぐすと、体が目覚めて1日効率よく動かせます。**夜は就寝前に行うと、一日の疲れを癒やし、良質な眠りへと導きます。**翌朝スッキリ目覚められるはず。もちろん、音楽を聴きながら、テレビを見ながら行ってもいいです。飽きずに続けられる工夫をしてみてください。

やってみよう!

ストレッチ

朝、ベッドの上で体を起こしたら、上半身を中心とした「目覚めのストレッチ」で体を柔軟にします。寝る前には下半身をほぐす「寝る前のストレッチ」で、疲れて緊張している筋肉を癒やしましょう。

目覚めのストレッチ

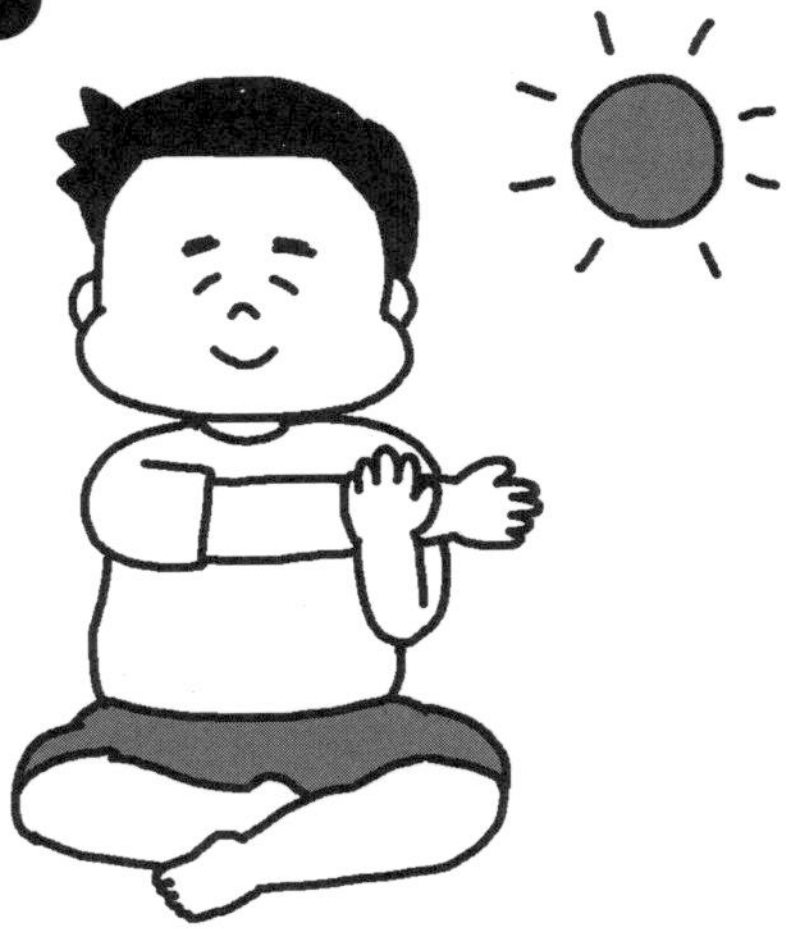

1

肩をほぐす

あぐらをかいて座り、右腕を左の胸の方へ持ってきて、左手で下から受けて体に引き寄せる。体をねじらず、肩も上げないで行い、反対の腕も同様に行う。

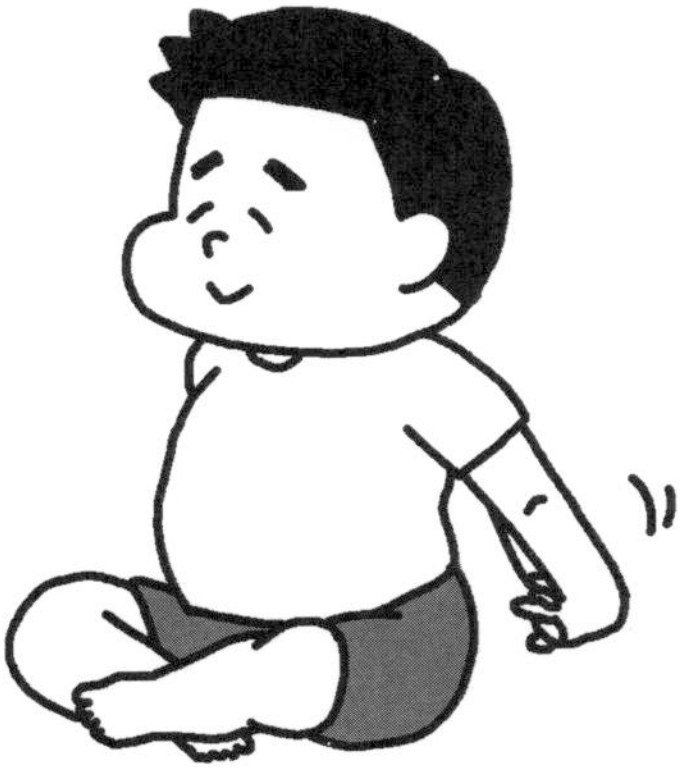

2

胸を伸ばす

両手を背中の後ろで組み、下へグーッと引く。肩を落とし、胸を張り、気持ちいいと思えるところまで、手を下げる。

寝る前のストレッチ

1

太ももの後ろを伸ばす

座ったまま右足は曲げて、左足は膝を軽く曲げて前に伸ばす。背筋を伸ばし、へそを床に近づけるように上体を前に倒す。足を反対に組み替えて、同様に行う。

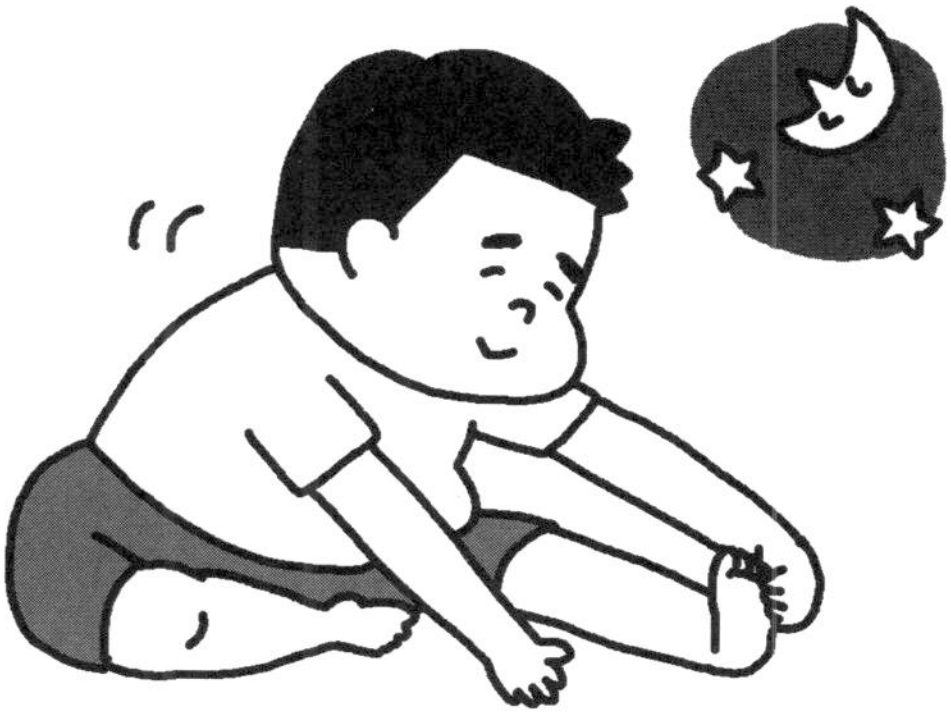

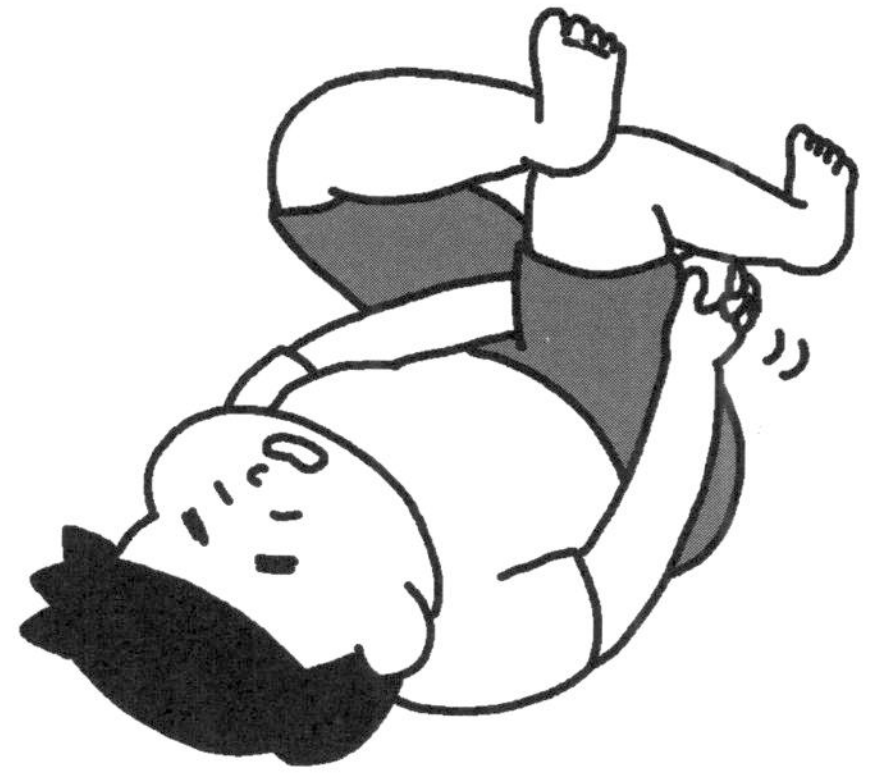

2

お尻を伸ばす

仰向けに寝て、右膝を曲げて、左足をかける。右足のもも裏側で両手を組み、体に引き寄せる。足を反対に組み替えて、同様に行う。

Point!

気持ちよく感じる強度でひとつの動きを20秒ほどキープ。体のかたい人は10秒×2回でもOK。

NG!

ストレッチ中は呼吸を止めないこと。ゆっくり自然な呼吸を続けたまま、体を動かそう。

運動 8

ポッコリお腹も
だんだんスリムに
腹式呼吸で
日々の緊張リセット！

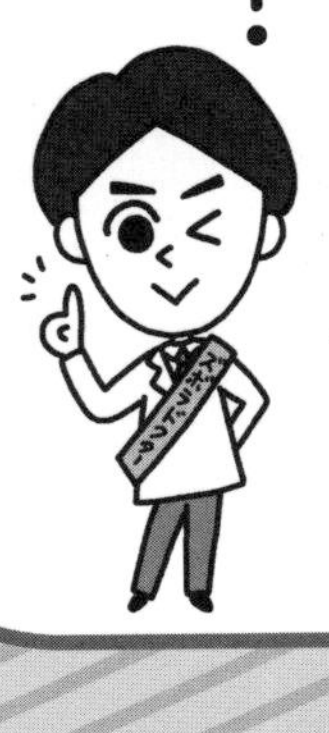

緊張状態が続くと猫背、浅い呼吸、
血流の低下などストレススパイラルへ。
いつでもできる腹式呼吸でこまめな
ストレスリセットを！

鼻から吸って、ポッコリお腹にためて、口から吐く

ストレスがたまってイライラしていたり、緊張しっぱなしでいると、交感神経が活発になり呼吸が浅くなります。そんなときは腹式呼吸をして、酸素をたっぷり体に取り入れて。**深くゆったり呼吸をすると、血液中にたっぷり酸素を取り込むことができるので、血管が広がり、血液やリンパの流れをよくします。**デトックス効果はもちろん、脳や全身に酸素が行き渡り、頭をクリアにするうえに、体の各機能を活性化させます。もちろん代謝もアップ。さらに、**副交感神経を優位にするので、リラックス効果**や、免疫力アップが期待できます。また、**腹式呼吸はインナーマッスルを刺激するので、お腹まわりをスッキリさせ、太りにくい体質**にもなれるのです。

腹式呼吸のやり方は、鼻からゆっくり息を吸い、お腹を膨らませて、今度は口からゆっくりお腹が凹むまで息を吐き出します。はじめは仰向けに寝て、辞書や重たい本をお腹にのせて本が上下するように呼吸をしてみるのもいいでしょう。ほかにも、寝た状態で風船をくわえ、手を使わず風船を膨らませたり、ピロピロっとおもちゃの吹きもどしを使っても効果があります。100円ショップで手に入るので、楽しみながらやってみてください！

運動 9

部下を呼ばずに自分で出向き日常行動を運動に変える

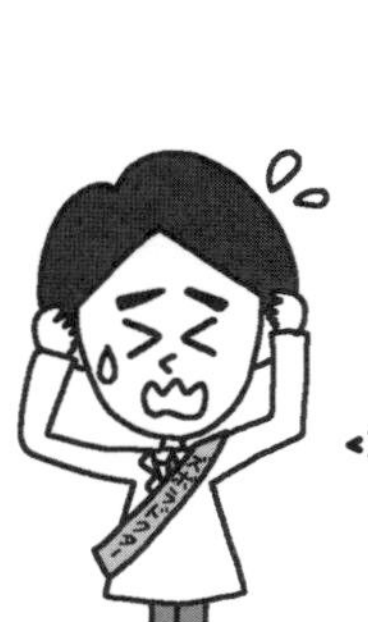

運動だけがエネルギー消費を増やす
方法ではありません。
日常のあらゆる動きの総量で
1日の運動量をアップさせましょう！

ズボラさんは何をやっても運動量がアップします！

運動をしようと思ってはみても、なかなか重い腰を上げられない人も多いのでは？

そこで、運動にばかりとらわれず、「NEAT（非運動活動によるカロリー消費）」を意識してみましょう。

私たちは、呼吸をしたり、体温を維持したりと、生きていくためにかなりのエネルギーを消費しています。その消費を基礎代謝といい、これは1日に消費する総エネルギーの60％を占めているといわれています。そして10％が食べたものを消化し、栄養を吸収するためのエネルギー消費、残りの30％は身体活動によるものです。身体活動には、運動と家事や仕事などの生活活動が含まれます。その生活活動により消費されるエネルギーが「NEAT」です。運動で消費するエネルギーは消費エネルギー総量の0〜5％ですが、NEATで消費するエネルギー量は、25〜30％もあります。肥満体型の人と標準体型の人を比べた研究結果をみると、**標準体型の人は、運動量が多いというより、この「NEAT」が多い**ことがわかっています。これはけっこう驚きですよね！

週に数回運動をするより、この「NEAT」を増やす方がずっと効率がいいのです。

やってみよう!

「NEAT」を上げる生活習慣

動くときはダラダラせずにテキパキ動き、休むときはゆったりリラックス。
生活にメリハリをつけるだけでも「NEAT」は上がります。
体を動かすことを意識して過ごしてみましょう。

家庭編

生活の中でいつもより少し多く体を動かすだけで、
1日の消費カロリーはグンとアップします。
ダラダラではなく、テキパキ家事をこなそう!

- □ 自分で洗車をする
- □ 窓ふきや掃除をこまめに行う
- □ 食器洗いをしながらかかとを上下させる
- □ テキパキ動いて料理を作る
- □ ゴミ出しに行く
- □ 歯を磨くときは、背筋を伸ばして立つ
- □ 雑草取りや庭掃除をする
- □ 子どもと立って遊ぶ
- □ 歩いて買い物に行く
- □ 床や玄関を雑巾がけする
- □ リモコンは使わず、スイッチを押す

仕事編

移動中や仕事中もちょっと工夫するだけで、消費カロリーは増やせます。苦にならないように、楽しみながら実践しよう！仕事の効率も上がるはず!?

- □ 通勤電車では座らない
- □ バスや電車で一駅手前で降りて歩く
- □ コピーやファックスは自分で行う
- □ 昼食は歩いて遠くの店に行く
- □ エレベーターは使わず階段を使う
- □ 部下や後輩に用があるときは自分から出向く
- □ ミーティングは立って行う
- □ 階段を使ってほかのフロアのトイレに行く

運動 10

音楽に合わせて自然と揺れる♪ストレス発散に効果を発揮！

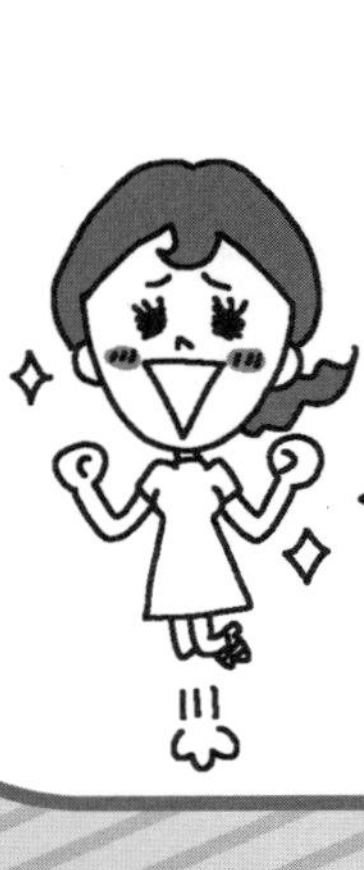

好きこそものの上手なれ。
自分の「好き」を楽しみながら
幸せホルモンを上手に活用しましょう！

体のユラユラで悪玉コレステロール増加を抑制

「ストレス社会」ともいわれている今。生活習慣病の大きな原因のひとつはストレスともいわれています。ストレスがたまれば、自律神経が乱れ、ホルモンバランスが崩れて脂質異常症を引き起こし、ＬＤＬコレステロールが増加することも。体を動かし、エネルギー消費を増やすなら、一緒にストレスも解消。

川のせせらぎや海の波音などを聞いたり、キャンドルの炎のゆらぎを見るとリラックスするといわれています。「1/fゆらぎ」というのを聞いたことはありませんか？　この**ゆらぎに身をゆだねると、心拍や血圧が安定し、高いリラックス効果が得られます。**

好きな音楽を聴きながら、そのリズムにのって、軽く体を揺らしてみましょう。心地よいと感じれば、刺激が脳へ伝わり、「幸せホルモン」と呼ばれるセロトニンが分泌されて、より気持ちが落ち着きます。心のバランスが整えば、暴飲暴食をすることもなく、コレステロール値も安定するはず。ハードロックやアップテンポの音楽でも、好きで心地よいと感じられればリラックスできます。ただし、気分が乗りすぎて激しく踊ってしまうと、血圧が上がってしまうので、血圧が高めの人は抑えめに。

私の体験談2

加齢に伴う代謝の低下が無自覚の運動不足と睡眠不足を招いていた

Y・Hさん　63歳　会社員

体を動かすようになって睡眠の質が上がった

若い頃から健康を意識してお酒を控えめにしたり、月に1、2回はゴルフをしていたので自分は大丈夫！と思っていたのですが中性脂肪が高くなり……。最近、年と共に寝ても3、4時に目覚めてしまい、ぐっすり眠れなくなっていました。そこで、今までの車通勤をやめて20分かけて歩くようにしたら、夜もしっかり眠れるように。今では、体力がついてきて、ちょっと遠回りして30分ほど歩いています。

数値の変化

	2019/9/28	12/7	2020/3/28
中性脂肪（mg/dℓ）	209	128	95
LDL（mg/dℓ）	88	98	96
HDL（mg/dℓ）	45	54	58

ズボラドクターのカルテ

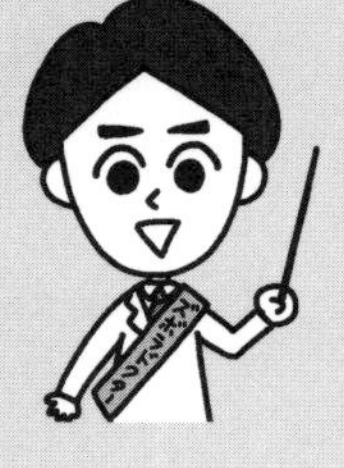

年齢を重ねるとホルモンの分泌量は減少して、眠りの質が落ちます。運動を取り入れて生活のリズムを整えれば、改善できます！

第4章

ズボラな人でもラクラク

コレステロール値が下がる生活習慣

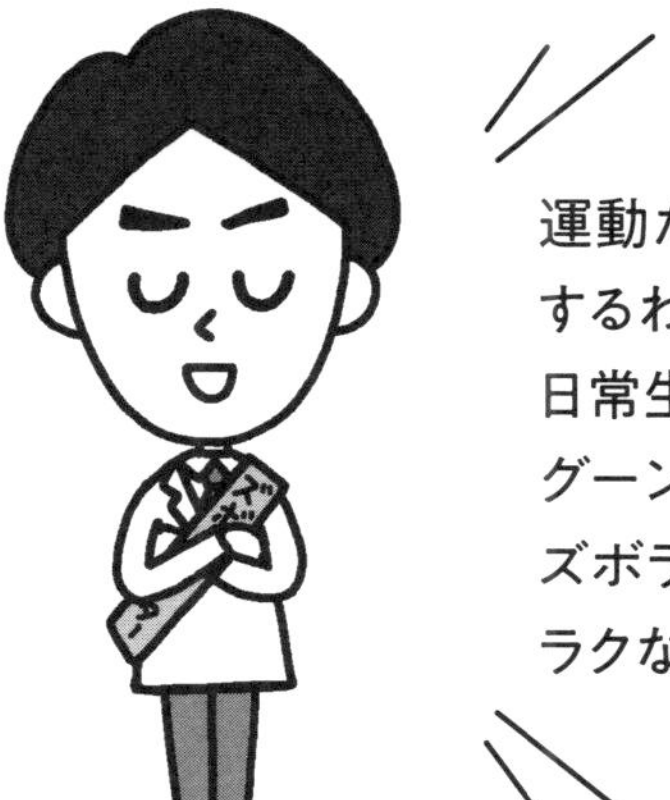

運動だけがエネルギーを消費
するわけではありません。
日常生活をちょっと工夫するだけで、
グーンと効果がアップします。
ズボラでもできる
ラクな方法満載です。

ZUBORA

生活習慣 1

「アラーム健康法」で乱れた生活行動を体内時計本来の時間と合わせる

体の機能が十分な働きをするのは
体内時計のスケジュール。
人の行動をそれに合わせる健康法
です。

体が本来欲する行動を客観的に管理する

私たちの体は胃や心臓、腸、子宮など、さまざまな臓器が、約24時間周期で、活動と休息を繰り返しています。私たちが活動しているからといって、臓器も同じように活動しているとは限りません。また、活動中は常にフルパワーで働いているかといったら、それも違うのです。活発に活動する時間もそれぞれです。さらに、体のさまざまな働きを助けるホルモンの中には、分泌される時間が決まっているものもあります。それらがみんな体内時計によって動いているのです。

ですから、体内時計を無視して臓器がお休みモードになっているとき、カツカレーや脂入りのこってりラーメンなど、脂質や糖質の多い食事を摂ってしまうと、消化や代謝活動が追いつかず、脂肪が蓄積されてしまうことに。

逆に、**臓器が活発に活動しているときに、食べたいものを食べれば、太る心配がない**のです。体内時計を上手に利用して、行動してみましょう。

とはいっても定着させるには時間がかかるので、食事や休息、活動などの理想の時間をあらかじめ、アラームにセットしておくといいでしょう。

やってみよう!

アラーム健康法

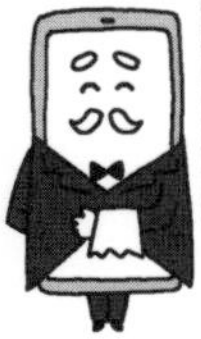

起床、運動、昼寝、おやつの時間……。
一番適した時間に、アラームをセットして、
生活リズムを整えましょう。

7:00

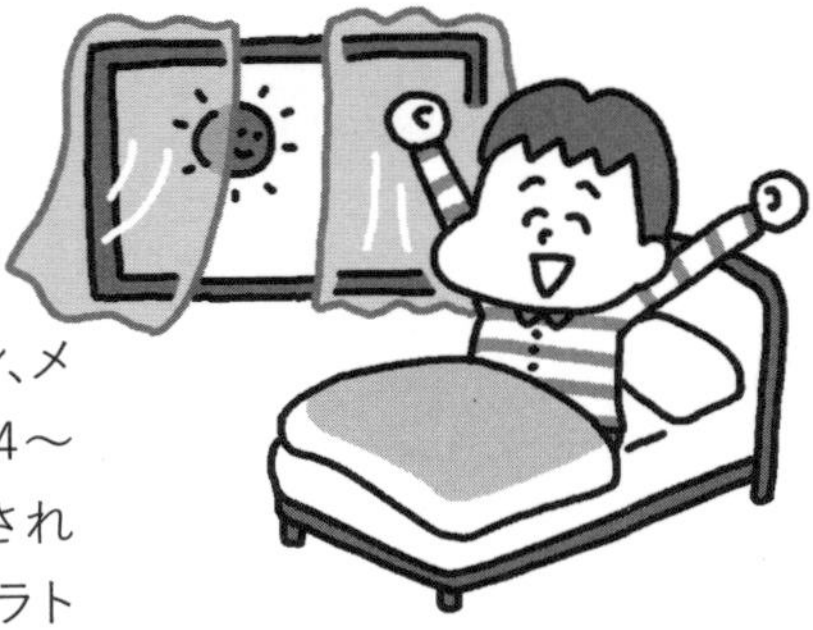

朝日を浴びる

朝、光を浴びると、眠りを誘うホルモン、メラトニンの分泌が停止。そこから、14〜16時間後に再びメラトニンは分泌されて体温が低下し、眠りを誘います。メラトニンは、抗酸化作用によって新陳代謝を促したり、疲れを取る働きがあります。

朝食をしっかり摂る

内臓をしっかり目覚めさせるには、朝食を摂ることが大切!
牛乳や豆乳でトリプトファンを摂ると、夜の睡眠の質も上がります。

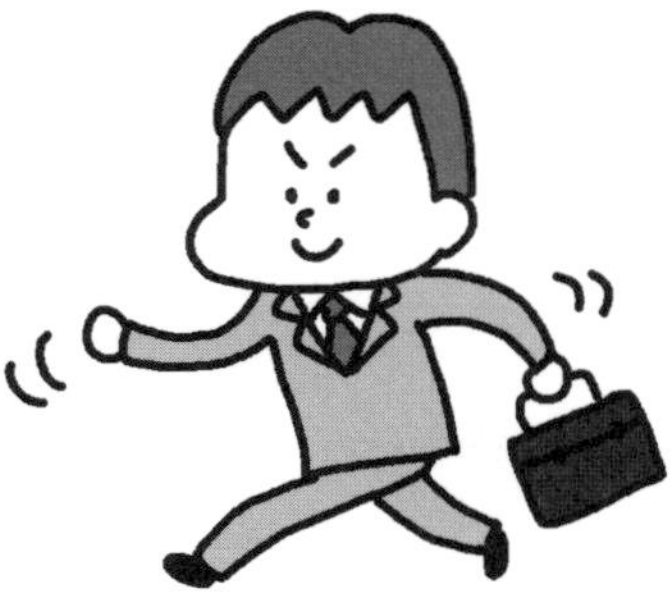

通勤時間にメリハリ歩き

朝の通勤時間を利用して、メリハリ歩きをします（P70）。筋肉を動かすと交感神経が優位になり、活動系ホルモンのアドレナリンやノルアドレナリンが分泌されます。血管が広がり、血流がよくなり、代謝もアップ。

11:45

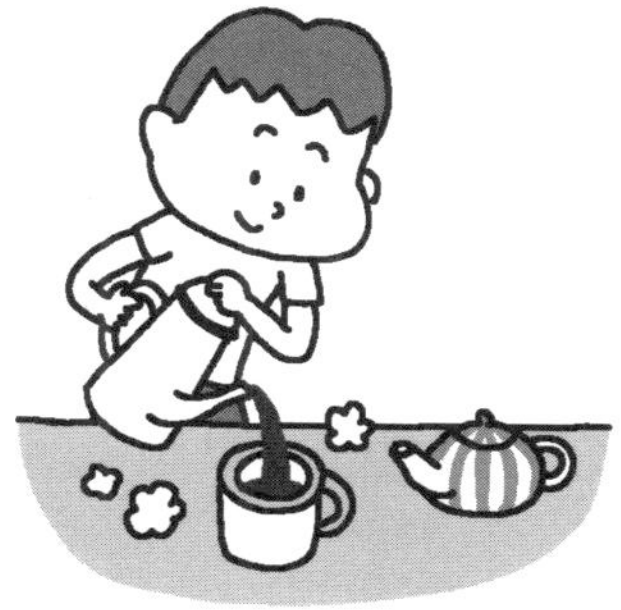

緑茶コーヒータイム

昼休みの15分前に緑茶コーヒー（P50）を飲んで、昼の食事に備えます。

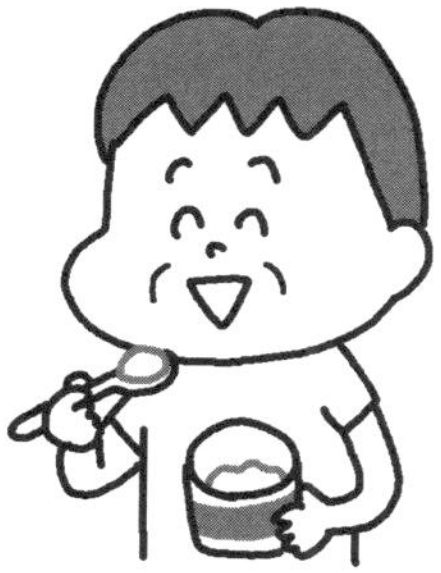

15:00

おやつタイム

脂肪をため込みやすくする肥満ホルモン、ビーマルワンの分泌は、午後2〜3時に減少し、午後10〜午前2時に増加。お菓子を食べるなら分泌量が少ない時間にしましょう。

21:00

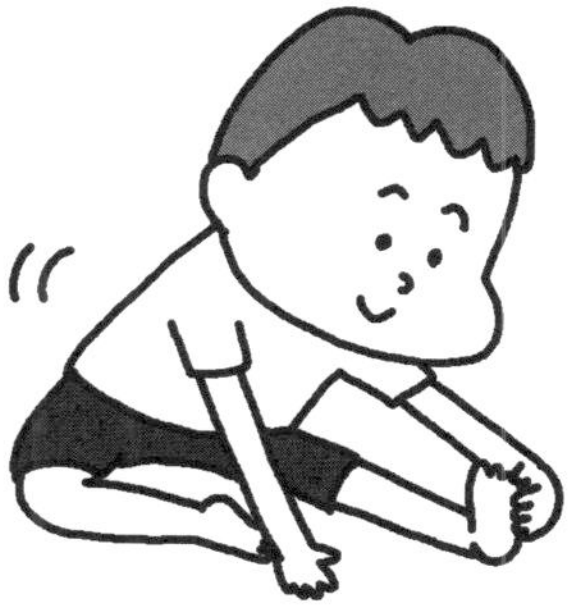

寝る前のリラックスタイム

入浴して体を温めたら、ストレッチをして体をほぐしましょう（P78）。幸せホルモンのセロトニンが分泌されると、質のいい眠りへと導かれます。

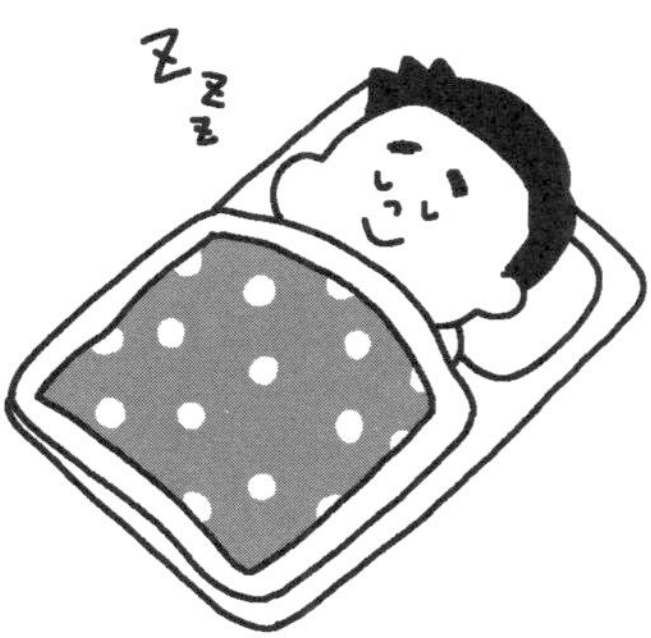

就寝

1日7時間以上は寝るようにしましょう。睡眠を十分とらない日が続くと、食欲を増進させるホルモン、グレリンが分泌されます。寝ない方が太るのです。

ZUBORA

生活習慣 2

お天道様は知っている体にいい生活サイクル

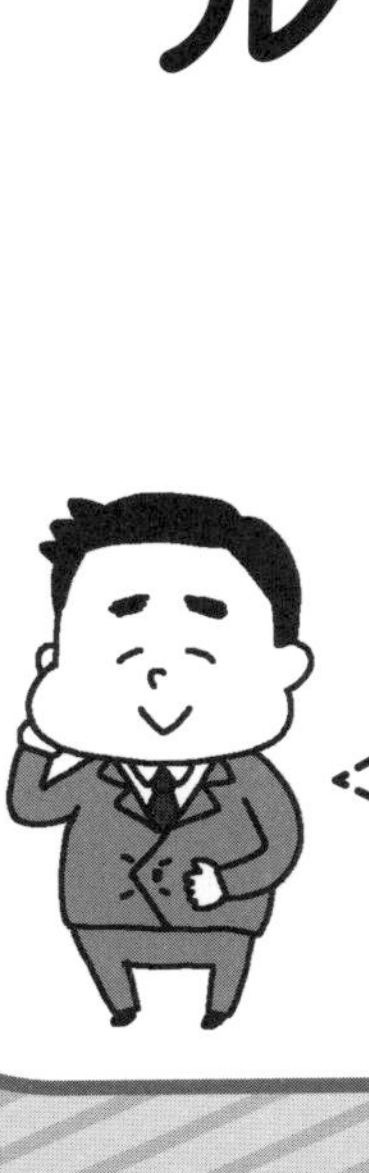

太陽の光は生き物の体内時計を常に修正してくれます。
日光浴で乱れた生活サイクルをリセットできます。

健康体質に必要な生体リズムに合ったホルモン分泌

暗くなると眠くなり、明るくなると目覚める。**体はほぼ1日かけて、体温や血圧、ホルモンの分泌などの生体リズムを一定に刻み、体内環境を整えています。**それを体内時計または生物時計ともいいます。不規則な生活を送っていると、一定のリズムで働いていた体は、もちろん悲鳴をあげることに。体内時計は乱れ、体の各機能の働きは低下します。

心身を活動モードと休息モードに切り替える際、大切な働きをしているのが、睡眠ホルモンとも呼ばれるメラトニンです。夜になると脳から分泌されて、休息に向けて体を切り替え、自然な眠りへと誘います。そして、朝日を浴びると、メラトニンの分泌量は減り、代わって幸せホルモンとも呼ばれるセロトニンが脳から分泌されます。セロトニンが分泌されると、脳は覚醒し、目が覚めるのです。

夜になると、今度はセロトニンがメラトニンに替わります。そのため、朝、**決まった時間にしっかり朝日を浴びないと、セロトニンは分泌されにくく、メラトニンも十分な量が分泌されません。**よって、体内時計は乱れ、肥満や不眠、ストレス、慢性的な疲労、集中力や意欲の低下など、さまざまな症状が引き起こされるのです。

目覚まし時計は窓からさし込む太陽の光

体内時計を正常に整えるには、どうしたらいいのでしょう？

それは、**「太陽の光を浴びる」**ことです。

朝起きたら、カーテンを開けて、たっぷり光を浴びましょう。たとえ曇りや雨でも光は十分です。光を浴びるとセロトニンが分泌されて、体は目覚め、各機能が活動しだします。

また、セロトニンは、鶏肉や乳製品、豆製品、バナナなどに含まれる必須アミノ酸の一種トリプトファンを原料として生成されます。そのため、朝食で積極的に摂ることも大事。

また、できるだけ生活のリズムを崩さないことも大切です。せっかく、体内時計が整っても、休日に寝だめをして、乱してはもったいない。睡眠不足なら朝はいつもと同じ時間に起きて、少し昼寝をして夜に早く寝ましょう。

メラトニンは抗酸化成分としても優れた作用を発揮します。体内時計を整えて、メラトニンをしっかり分泌させることは、細胞の新陳代謝を促進させ、糖質の代謝を高め、血中コレステロールを減少させることはもちろん、脂肪の蓄積を抑制、エネルギーバランスの調整など、大いに役立つのです。

日光浴の効果

1　セロトニンを分泌させて心身を目覚めさせる

太陽の光を浴びると、セロトニンが分泌され、体や脳を目覚めさせる。

2　免疫力の働きを高める

太陽にあたることで体内で生成することができるビタミンDには、免疫機能を調整する作用がある。

3　新陳代謝を促す

メラトニンには、細胞の新陳代謝促進、糖質代謝促進、脂肪の蓄積を抑制する効果がある。

30分日光浴ができない人は
手のひらを1日5分太陽にあてる

通勤時、「手のひらを太陽に」を歌いながら手のひらを5分、太陽にかざしながら歩いてみよう。ビタミンDが生成されて、パワーチャージ！

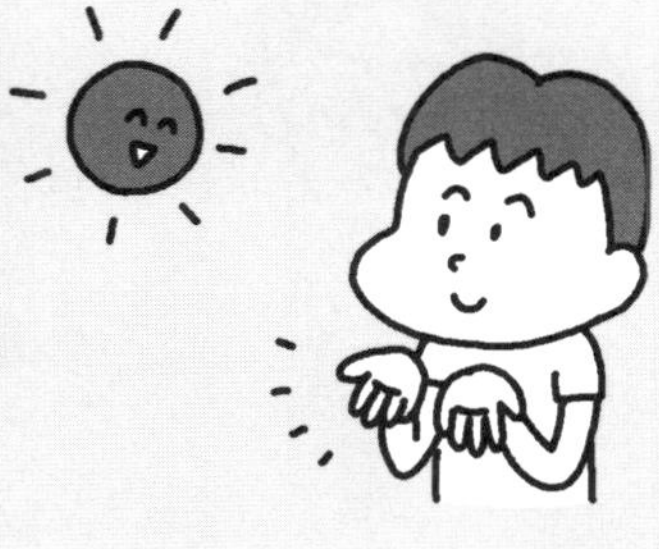

生活習慣 3

体重変化は数字と行動を記録 増減の理由を見える化する

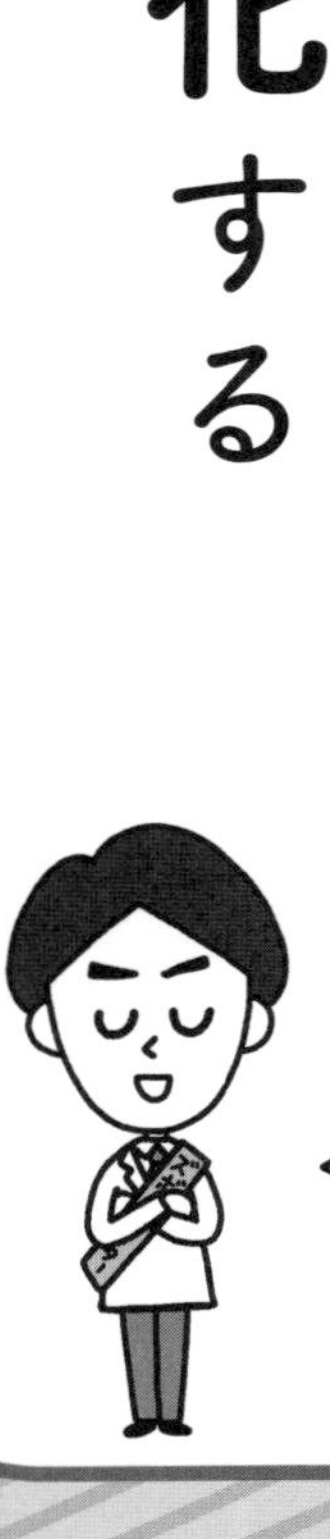

日々の体重の増減と食事の内容を
データとして見ることで、
体重管理のコツがつかめます。

体重の変化と食べ方を記録し食事をコントロール

健康管理と改善をするなら、自分を知ることが大切。それには、経過を毎日記録することです。毎日の体の状態がグラフ化されれば、**自分の問題パターンと、逆にいい結果が出せる、よいパターンがはっきり見えてきます。**そして、よいパターンを増やしていくことが、コレステロール値の改善への近道なのです。友人や家族に見せましょう。

毎日、起床直後、朝食直後、夕食直後、就寝直前の4回、体重を測って、体重の推移がひと目でわかるように、「グラフ化体重日記」を記録しましょう。1日4回が厳しかったら、1日1回、起床直後だけでもいいです。朝一番のトイレを済ませた後で、朝食前の体に何も入れていない空っぽの状態がベストです。本来の体重がわかります。

また、食事の仕方の6つのミッションもできたかチェックしよう。

①空腹感が出たら食べる

②食事中、箸をおいた回数を記入

③空腹感が消えたか迷ったら食べるのをやめる

④空腹かどうか迷うときは食べない

⑤空腹感が消えたら、食べるのをやめる

⑥残り物はすぐ片づける

食欲をコントロールできるようになるのがベストです。

嬉しい体重減も楽しい食事もすべてを讃えよ！

体重の記録と共につけてほしいのが、ひと言コメント。

1日の生活の中で気づいたことや食事の内容などを記入します。そのとき、**前向きなコメントを書くことがポイント**です。

「焼肉屋でついついビールと、モツを食べすぎた」

そんな日に「食べなきゃよかった」「ちょいと後悔……」

そんなことを書いていると、マイナスなコメントが増えて体重日記を見るのさえツラくなるものです。「自分はダメだ」とマイナス思考になって、結局、翌日もストレスから、食べすぎたり、お酒を飲みすぎてしまうことに。それが続けば、挫折してしまうでしょう。

「生ビールがうまくて、つい飲みすぎた」、そんなときは、「リフレッシュできてよかった！」とポジティブなコメントを書きましょう。

「明日も頑張ろう！」につながるように、気持ちを前向きにして記録してください。どんなにささいなことでも、ストレスなく続けることで、結果は確実に変わってきます。

体重を記録する効果

1　太る原因が分析できる

体重が増えたり減ったりした原因がどんな食事や生活にあるのか、自分で分析ができる。

2　生活が整う

毎日、1日1～4回は記録をつけるので、自然と生活リズムが整って、食事にも気をつけるようになる。

3　モチベアップ！

体重グラフの下降線を見ているだけで、幸福感をもたらす「β-エンドルフィン」が分泌されて、やる気が出る。

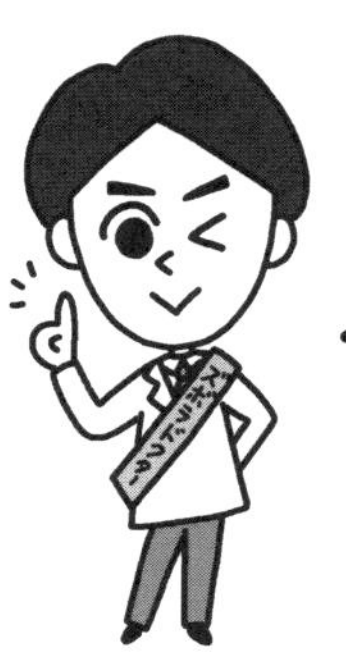

アプリが常に寄り添い応援！

面倒な体重や健康の管理をしてくれるのが、docomoのアプリの「dヘルスケア」。情報も満載で、dポイントもたまり、楽しくミッションをクリアできます。また、利用者同士で励まし合い「三日坊主を防ぐ」アプリも人気。なかなか続かない生活改善も、これならやる気に！　近頃、こんな習慣化アプリや継続支援アプリが続々登場しています。上手に利用してみましょう。

ZUBORA

生活習慣 4

歯磨き習慣は体を鍛え口内環境を改善できるコレステロール対策

歯磨きは日常的すぎて
おざなりに過ごしがちですが、
意識し工夫をすることで
コレステロール対策が可能です。

利き腕の逆の手で歯ブラシを持つだけでも効果あり

「背筋を伸ばす」―食事の際や歩くとき、デスクに向かっているときなど、たったこれだけのことでも、NEATを増やすことになります。そう考えると、ぜひ有効活用したいのが、歯磨き時。毎日最低でも2回は行う歯磨きで消費エネルギーを上げましょう。

歯磨きするときは、背筋をピンと伸ばし、最高にいい姿勢にします。そして、スクワットをしたり、かかとの上げ下ろし、ふくらはぎ伸ばしなど、毎回ストレッチや筋トレを行うとNEATを増やすことができます。ただし、転倒しないように慣れるまでは洗面台に手をつき、体を支えながら行ってください。

職場で昼食後に歯磨きをする人も多いと思いますが、筋肉を動かすとアドレナリンが分泌されます。リフレッシュでき、集中力もアップして仕事の効率が上がるでしょう。

その際、右利きの人は左手で、利き手ではない手で歯ブラシを持つと、脳を刺激します。食事の後ばかりでなく、仕事が煮詰まったときにも試してみてください。

特別なことをするのでは、なかなか続かないものですが、すでに習慣になっているものに組み込むなら続けられるでしょう。

✓ 歯周病はコレステロール値の悪化にも影響する

コレステロールが高めの人は、歯や歯茎など、口腔内のトラブルに悩まされている人が多いともいわれています。コレステロールは、口腔内にも影響を及ぼしていることがわかっています。逆に、**歯周病によって、コレステロール値が高くなる**こともあります。

普段、高コレステロールの食事を摂りすぎていると、口腔内の細胞機能も変化し、歯槽《しそう》骨《こつ》が溶けだし、歯と歯茎の隙間が大きくなります。歯周ポケットが広がり、細菌が入れば悪化します。

最近では、口腔内に潜んでいるバクテロイデス菌が脂質を生み出し、血管内に入り込み、コレステロール値を上げるといった報告もあります。

さらに歯周病があると、口腔内に潜んでいる歯茎の血管から歯周病菌が入り込み、全身に流れてしまいます。**血管に流れた歯周病菌は、血中のＬＤＬコレステロールと結びつき、血栓を作る**ことも。動脈硬化や脳梗塞を引き起こすことに。

つまり血中の悪玉コレステロールが多いと、歯周病ができやすく、また、歯周病によって血栓ができやすいというリスクが大いにあるということ。歯をしっかり磨いて、口腔ケアをしましょう。

やってみよう!

歯磨きちょいトレ

ちょっとしたストレッチや筋トレでさえ、
なかなか続けるのは難しいものです。
歯磨きタイムに組み込んで、習慣にしよう。

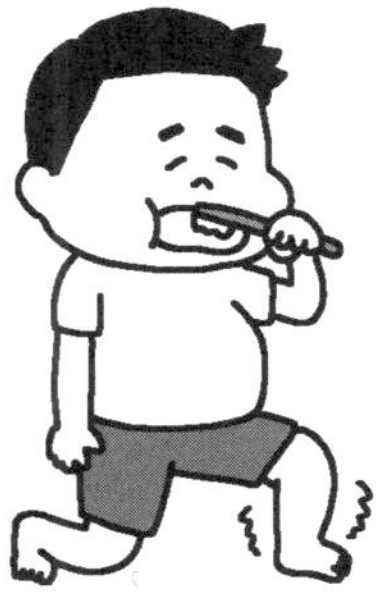

ふくらはぎ伸ばし

デスクワークをしている人はとくに、血行が悪くなっています。ふくらはぎは血液を送るポンプの役目もしているので、しっかり伸ばしましょう。

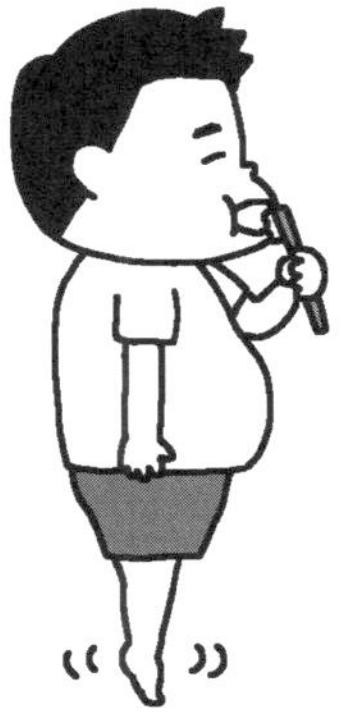

かかとの上げ下ろし

かかとを上げたり、下ろしたりすることで、ふくらはぎの筋肉を伸ばし、刺激します。利き手以外の手で歯ブラシを持って、やってみよう。

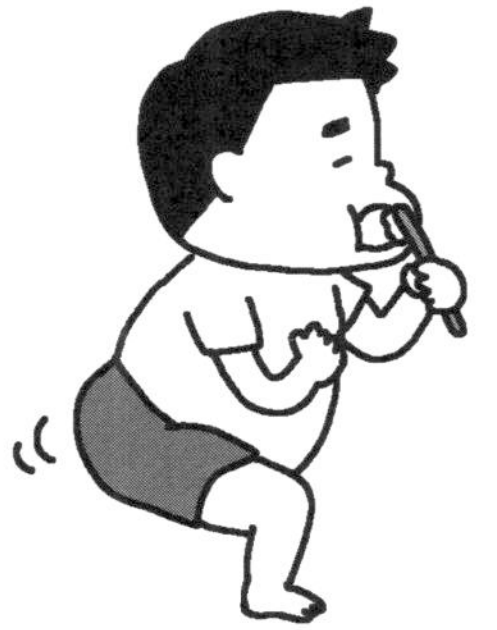

スクワット

足を広めに開き、ゆっくりお尻を落としてしばらくキープ。曲げた膝が足のつま先より前に出ないようにします。はずみをつけず、ゆっくり動いて筋肉を刺激しよう。

ZUBORA

生活習慣 5

6秒間の時間差で怒りを自らスルーさせるストレス回避法

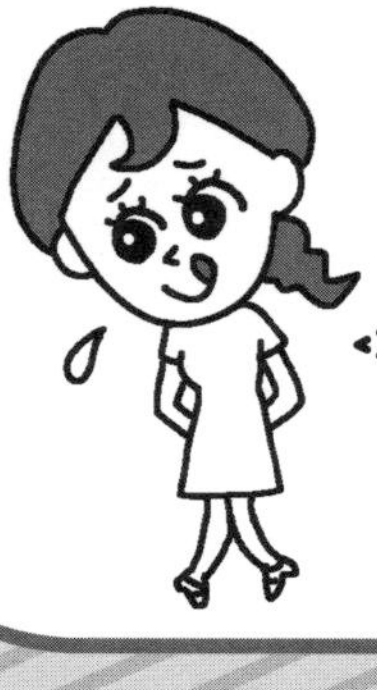

イライラは外部要因が原因。
自分のせいでないことに怒りを向けると
自己嫌悪からのストレスも発生します。
怒りのスルーは心の健康習慣です。

心が落ち着く6秒間スルーの方法を身につける

生活習慣病の原因のひとつにストレスがあげられます。ストレスによって、過食になったり、アルコールやたばこの本数が増えたり……。生活の乱れから生活習慣病を引き起こすのです。最近では、若い人でもストレスによって、血液がドロドロになる場合も。

日常、理不尽なことやトラブルは、ゴロゴロ転がっています。そんなとき、うまくかわせれば、ストレスを緩和できるでしょう。

それには、「6秒待ち」がオススメ。**怒りが発生して、理性が働くまでに6秒かかる**といわれています。6秒さえどうにか過ごせれば、理性が働き、上手に対処できるのです。

6秒間の過ごし方ですが、その場を離れる、深呼吸をする、「大丈夫」と自分を励ます、「10－3は?」など、頭の中で簡単な計算をするのもいいでしょう。

ただし、6秒で怒りの感情が完全に消えるわけではありませんし、怒りをため込み、ガマンを強いるものでもありません。これは、**感情で動いてしまって後から後悔しないための方法です。**理性を呼び戻し、善し悪しの判断ができるようになったら、**自分の気持ちを冷静に言葉で相手に伝えましょう。**

ZUBORA

生活習慣 6

ツボを刺激し 気を整える 東洋医学に学ぶ 血流改善

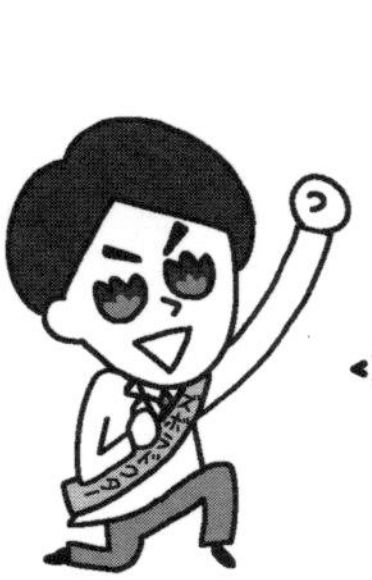

効果には個人差があるので、
押しすぎず、やりすぎず、
反応を確認しながら自分に合った
ツボを見つけてください。

循環器系の流れ全体から血流の改善を見極める

東洋医学では、エネルギーである「気」と血液や栄養など「血」の流れを大切にします。その流れを「経絡」といい、それに沿って点在しているのが「ツボ」です。「ツボ」は、体の各器官とつながり、不調があるとツボに反応が出ます。ツボを刺激することで、「気」「血」の流れをよくし、対応する器官の働きを整えるのです。

コレステロール値の改善には、「肝」の働きを活発にしたり、血液の流れをよくすることが有効です。東洋医学でいう「肝」は、肝臓だけでなく循環器系を含んでいます。「肝」につながるツボを刺激することは、血液をサラサラにしたり、血管の老化を防いだり、コレステロール値の改善に役立つでしょう。

ツボを見極めるには、周囲との違いを見ます。グリグリとかたくなっていたり、押すとビリッと響く、または、気持ちがいい。ほかに、周囲と温度差があって、温かかったり、冷たかったり、皮膚が乾燥してザラザラしていることも。

仕事の合間や就寝前など、ツボ押しを毎日の日課に組み込むといいでしょう。血行がよくなって、リフレッシュしたり、疲れも取れるはず。

就寝前の耳ツボ押し&もみで全身ケア

小さな耳には、全身のツボが集まっています。耳の形は母親のお腹の中にいる胎児の姿を表していて、その胎児の体の各器官が、人の体の各器官に対応しているといわれています。

そのため、**耳全体を刺激すれば、全身の血行がよくなり、さまざまな症状を改善できる**のです。ひとつのツボを刺激するより、耳全体を刺激する方が手っ取り早くて効果的。耳全体を手のひらで包むように、クシャッともむ「耳のくしゃもみ」がオススメです。

また、**コレステロール値の改善には、ダイエットにも効く「噴門《ふんもん》」と「神門《しんもん》」。ストレスを解消する「肝点《かんてん》」のツボ押しもセットで行うとより効果大。**

ツボには爪を短く切った指を垂直にあてて、「ちょっと痛いけど気持ちいい」程度の力を加えるのがベストです。

食事の前後や入浴の前後を避けさえすれば、いつ行っても大丈夫です。最も効果が表れやすいのは、就寝前のリラックスタイム。血行がよくなって、筋肉がほぐれれば、眠りの質が上がります。ぜひ、毎日行いましょう。

やってみよう!

耳のツボ

全身のツボが集まっているといわれる耳。
耳全体を刺激すれば、全身の血行を促し、
全身の不調を改善します。

耳のくしゃもみ

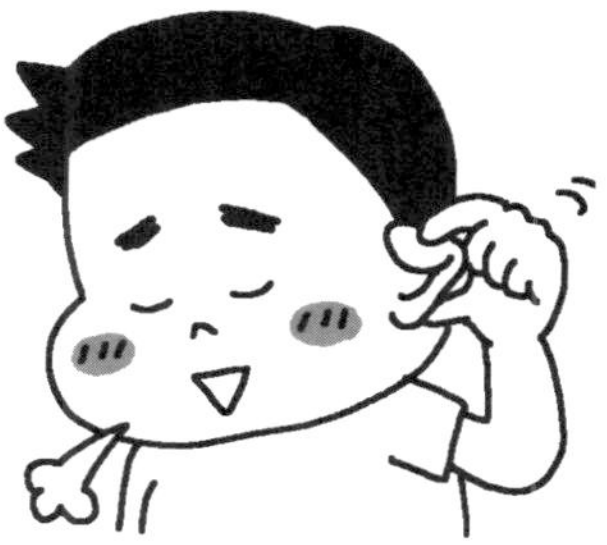

耳と同じ側の手で耳全体をくしゃりと包み、もみます。血行がよくなって、耳全体が赤くなるまで、左右各3分ほどもみましょう。寝起きに行うと、スッキリ目覚め、体の各器官が活性化します。疲れがたまっているときやだるさを感じるときにも効果的。

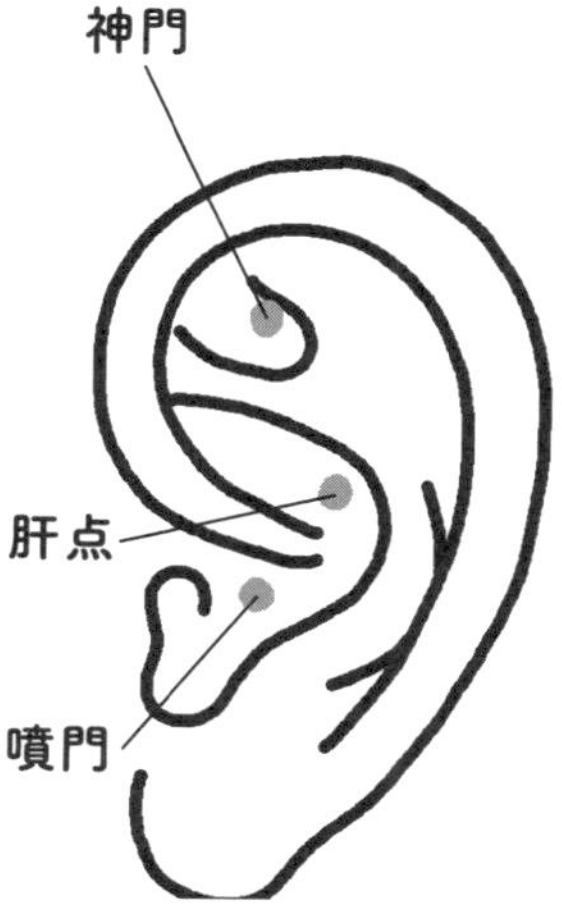

肝点《かんてん》

耳の中央の隆起部のあたりに「肝点」のツボがあります。人差し指の先で、左右各3〜5分指圧。3秒押して1秒休むを繰り返します。朝と晩、1日2回行うのが効果的。疲れを感じたときは、いつでも指圧してみてください。目の前がパッと明るくなって、気分も晴れるでしょう。

噴門《ふんもん》と神門《しんもん》

「噴門」は耳たぶのくぼみの中、「神門」は耳の上部のくぼみにあります。人差し指の先で、左右各3〜5分指圧。3秒押して1秒休むを繰り返します。朝と晩、1日2回行います。食欲を抑え、便通もよくなるでしょう。睡眠の質も上がります。

ZUBORA

生活習慣 7

翌週にストレスを持ち越さないために休日はスマホ禁止のデジタルデトックス

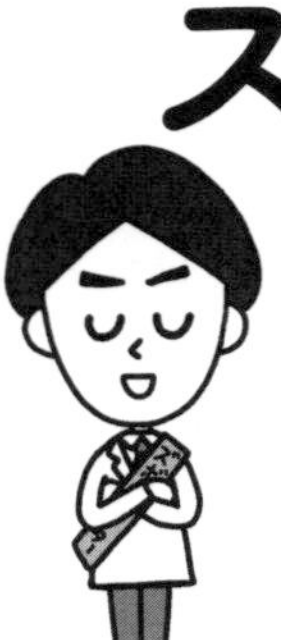

スマホやPCこそ
以前にはなかったストレス習慣。
体や脳は「なくても困らない」と
言っていますよ。

週末スマホを手放すと自由な時間が手に入る

忙しい現代人だからこそ、せめて休日は有効に使いたいもの。でも、実際は寝だめをしたり、ゴロゴロしながら、ダラダラ食べたり飲んだり。または休日なのに携帯電話が手放せない、そんな過ごし方をしていませんか？

普段、忙しく睡眠不足の人は、休みの日こそ疲れを取ろうと、ゆっくり遅くまで寝てしまいがちですが、それが大きな間違いです。寝る時間はバラバラでも、朝だけは同じ時間に起きるようにすると、体内時計が整い、体の各器官がスムーズに活動するので、疲れを残すことがないのです。

最近は、携帯電話が手放せないという、スマホ依存症の人が増えています。スマホの画面を見ていると、どんどん情報が流れ出し、脳が休む暇がありません。疲労し、肩こりや頭痛を起こすことも。休日くらいは、スマホを断って、脳を休ませましょう。その方が、平日の仕事の効率が上がるうえに、あなたが本来もっている能力も発揮できます。

休日は、**ハーブティーを飲んだり、アロマの香りを利用してゆったり過ごしましょう。心や体が癒やされ、自律神経が安定し、セロトニンの分泌もよくなります。**

やってみよう!

オススメの休日の過ごし方

スッキリ週明けを迎えられるかは、
休日の過ごし方で変わります。
ストレスも疲れも残すのはもうやめましょう。

散歩

日光を浴びたり、風にあたるとリフレッシュ&リラックス効果が得られます。ゆっくり歩くだけでも、全身の血行がよくなるので、家族みんなで歩くのもOK。また、遠くの景色を見ながら歩くと、普段スマホやパソコンを見続け、疲れている目を癒やすことができます。

寝だめはNG、1時間内

体内時計は1日24.5時間で設定されています。毎日生じる30分のズレを調整しているのが太陽の光。毎日同じ時間に起きて、光を浴びることが大切。休日でも寝だめせず、同じ時間か1時間後ぐらいには起きましょう。

スマホ断食

脳は目や耳から情報を受け取っている限り、休むことはできません。とくに現代人は、思考や記憶など、高次機能を司っている前頭葉を酷使しているといいます。前頭葉の疲労が慢性的に続くと、判断力や集中力の低下を招くことに。せめて休日は、スマホやパソコンを使わず、脳を休ませましょう。

ハーブティでリラックス

休日はノンカフェインのハーブティを飲んで、心身を癒やそう。ハーブの香りは、自律神経を整え、深いリラックス効果をもたらします。とくにストレスには、カモミールやレモンバーム、ジャスミンがオススメ。入浴剤としても使えるので、ハーブバスにして、ゆっくり体を温めるのもいいでしょう。

私の体験談3

無趣味ゆえの運動不足が一変した新生活サイクリングへの挑戦

A・Kさん　47歳　会社員

生活と食事を見直して中性脂肪が減少

休日はたっぷり寝てダラダラと過ごしていましたが、先生の指導を受けて早起きするように。でも趣味がなく時間を持て余してしまい……。そこで、息子の自転車を借りてサイクリングをしてみたら見事にハマり、太ももにも筋肉がついてきました。そして半年後には中性脂肪が100mg/dℓもダウン。好きだったコーラをお茶に替えて、揚げ物は衣を外して食べるようにしたら、8カ月後には、基準値を下回りました！

数値の変化

	2019/10/25	2020/5/8	2021/1/26
中性脂肪（mg/dℓ）	274	180	97
LDL（mg/dℓ）	97	100	98
HDL（mg/dℓ）	41	41	48

ズボラドクターのカルテ

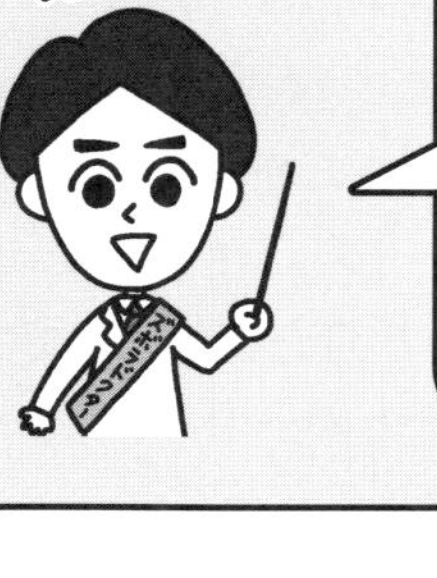

NEATを増やすように指導させてもらいました。いい楽しみが見つかって、よかったです。これで休みの日も早起きができるようになりましたね。

ZUBORA

生活習慣 8

続けるためには
ズル休みも必要
停滞期をチートデイで
乗り越えろ！

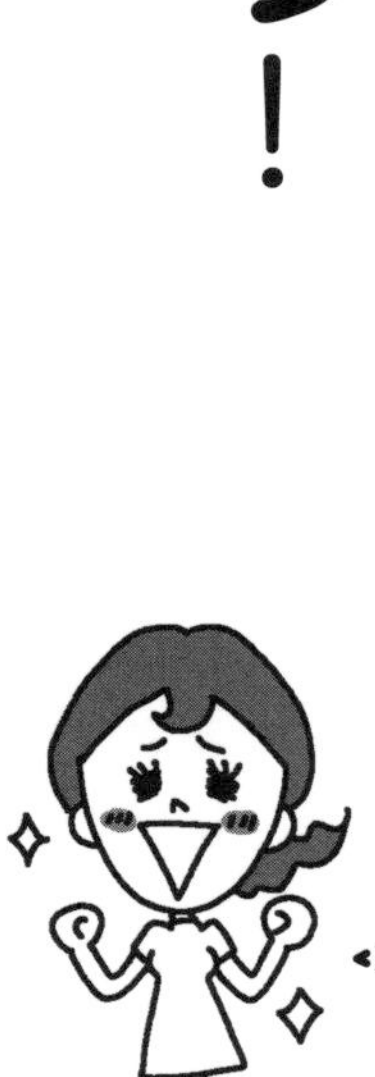

「チート」とは「ズル」も意味します。健康改善効果はだんだんなだらかになるのでモチベーションも低下。あえて逆の効果で初心に帰るのです。

あえて罪悪感の絶頂で初心に帰り停滞感を打破する

食事療法をしていると、ときには成果を感じたり、感じられなかったり。それどころか、体重が増えてしまうこともあります。そんな「停滞期」を乗り越えるために、ときどき、**自分にご褒美をあげたり、「チートデイ（だます日）」を設けましょう。**

停滞期は3週間から1ヵ月おきに訪れるので、そのタイミングで、高級なすしやコース料理など、普段食べないものを食べに行くことをオススメします。いつもと違うものを食べることで、慣れてしまった体をだまし、リフレッシュさせるのです。

ケーキでも焼肉でも、なんでも好きなものを食べていいです。食べすぎには注意しながら、普段よりは少しエネルギーを多めに摂ります。でも、血糖値を上げないために、はじめの一口は、肉や乳製品にして、その後は野菜から食べて、できるだけ脂肪の蓄積を防ぎます。食べる時間も、夜の遅い時間は避けて、早めに食事を摂ってください。

ストイックに食事療法を続けていると、焦りが出たり、ストレスを感じてしまうものです。**頑張っている自分へのご褒美を与えると、気持ちよく明日につなげられて、成功への近道になる**でしょう。

ZUBORA

生活習慣 9

休日を ズボラデーにせず 午前中から 「好き」を満喫

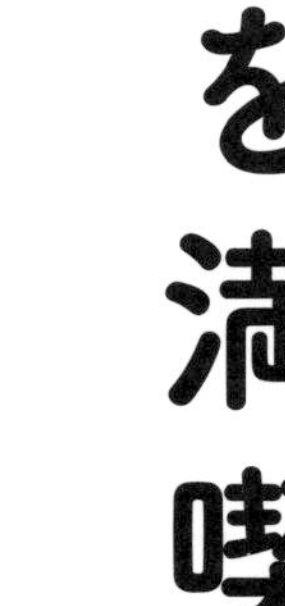

ズボラさんの休日は生活習慣の
改善も滞りがち。
ゴロゴロ以外の「好き」を見つけて
休日だけの楽しみに没頭しましょう！

休日のダラダラをウキウキに変える

いけないと思いながら、テレビを見ながらお酒を飲み続けたり、ついつい食べ続けてしまう。そんな人も多いのでは？　なにもすることがないと、夕食後の時間はダラダラしがち。没頭できるような趣味があればいいのですが、趣味といっても……。意外と見つけようとしても見つけられないものです。それなら、「好きなことリスト」や「やってみたいことリスト」を作って、ひとつひとつクリアしていくのはどうでしょう。

好きなことをすると、ドーパミンが分泌されて、活力がアップします。さらにリストをこなすことで、**達成感が得られてポジティブな気持ちにもなれる**でしょう。これは、心身症の患者さんにも活用される治療法でもあります。

「音楽を聴く」でも、軽い散歩やガーデニング、好きなことなら何でもいいです。特別な入浴剤を用意して、キャンドルを灯してお風呂に入ったり、自分で手の込んだ料理をするのもオススメです。

好きなことをするのは、ストレス解消にも気分転換にもなります。特別な趣味がなければ、いろいろなことを試して、楽しんでください。

ZUBORA

生活習慣 10

最低7時間！睡眠時間の確保は寝るだけでいい最強のズボラ健康法

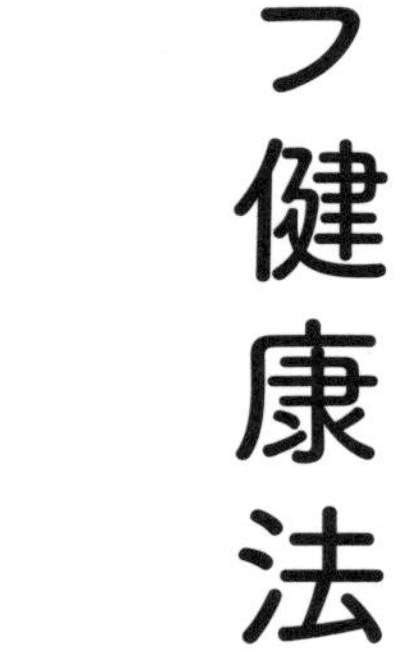

寝るだけで後はホルモンが頑張ってくれる

食事と運動、そして、健康のためにもうひとつ大切なのが「睡眠」です。活動をしていて睡眠時間が短いと、それだけ消費エネルギーが多くなり、痩せると思っていませんか？睡眠不足が続くと、自律神経が乱れ、ホルモンの分泌に影響を及ぼします。睡眠時間が**5時間を切る日が続くと、食欲を抑えるホルモン「レプチン」の分泌量が減少し、食欲を高めるホルモン「グレリン」の分泌量が増える**のです。睡眠不足だと、やたらとお腹が空き、お菓子やパンなど間食も増えませんか？

ほかにストレスホルモンと呼ばれ、副腎から分泌される「コルチゾール」にも影響します。睡眠時間が足りないと過剰に分泌され、副腎にダメージを与え、働きを悪くするのです。すると、同じ副腎から分泌されるアドレナリンやドーパミン、男性ホルモンのテストステロンなどのホルモンの分泌にも支障をきたし、もちろん体調不良を起こします。

そして、夜遅くまで起きていると、食事の時間が遅くなるものです。**糖を脂肪に変えるたんぱく質「ビーマルワン（B-MAL1）」は、午後4時以降に増加し、午後10時～午前2時にはピークを迎えます。**その時間に食べたものは、脂肪になりやすいということです。

睡眠の質を上げるための環境作りをしよう

生活習慣病の患者さんは、不眠症の人が多いとの報告があります。不眠症になると交感神経が優位になり、緊張状態が続きます。そのため、血糖値を上昇させる糖質コルチコイドが過剰に分泌され、糖尿病になるリスクが跳ね上がるのです。また、不眠によって、うつになる人も多いようです。

睡眠の質を上げるためには、規則正しい生活を送ることが一番です。**幸せホルモンのセロトニンがしっかり分泌されれば、眠気を起こすメラトニンの分泌も高まります。**どうしても睡眠時間を確保できないときは、20〜30分の仮眠を取り入れてください。トータルで睡眠時間が7時間になれば大丈夫です。

なかなか眠れない人は、母親のお腹の中にいる胎児のような姿勢で寝ると、気持ちが落ち着き、よく眠れるといわれています。横向きで枕を抱えた姿勢です。

また、ベッドに入ってもスマホを見ていると、ブルーライトの光がメラトニンの分泌を妨げます。夜はなるべくスマホを見ないか、ブルーライトをカットする設定に。部屋の明かりも就寝1時間前から間接照明にして、就寝に向けてゆったり過ごしてください。

睡眠の効果

ホルモンの増加

睡眠時間をしっかり確保すると、ホルモンが正常に分泌されて、健康な体が維持できる。

体内時計が整う

決まった時間に起きて、早く寝ると、体内時計が整い、肥満も生活習慣病も防ぐことができる。

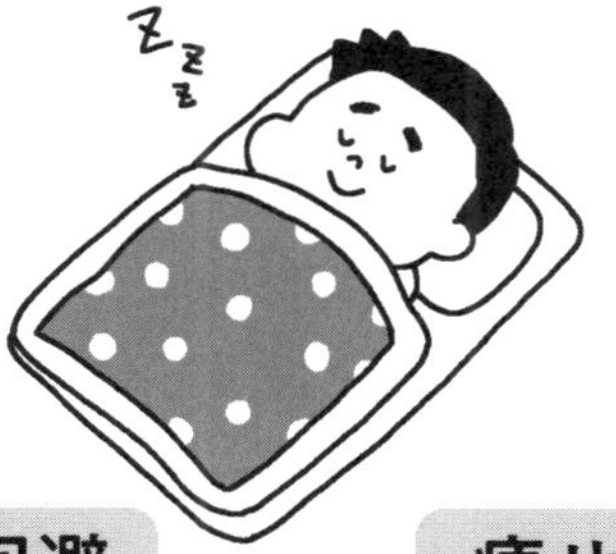

ストレス食いの回避

たっぷり睡眠時間をとると、やせホルモン「レプチン」が分泌されて、食欲を抑えることができる。

痩せる

ホルモンが正常に分泌されれば、各器官の働きが活性化され、代謝が上がり、脂肪の蓄積を防げる。

睡眠効果を上げるPoint

横向きで寝る	肥満気味の人は、仰向けに寝ると気道が塞がれ一時的に呼吸が停止（睡眠時無呼吸症候群）することがある。横向きで寝ると安心。
カーテンは半開きにする	朝、光を浴びることが、睡眠の質を上げることにつながる。カーテンを少し開けて眠り、朝日が部屋に入るようにすると目覚めがよい。
スマホはNG	メラトニンの分泌は夜10時から深夜2～3時頃まで続き、深い眠りを与える。遅くても10時からはスマホを見ないことが一番。

おわりに

「な〜んだ、こんなカンタンでいいんだ」

「テキトーすぎない？」

この本を読んで、多くの方が思ったことでしょう。でも、私もこれで25キロの減量に成功しました。しかも、何人もの患者さんが成功して、コレステロール値が下がっています。同時に痩せられて、世界が変わった人を何人も見てきています。お墨付きの方法なのです。

コレステロール値が高めと診断されている人の多くが、それなりにコレステロールの知識はもっていることと思います。コレステロールが高い食品が何か、中性脂肪が高いものが何か、そして、それらを控えようとしていたのではないでしょうか。また、健康診断のたびに、運動を勧められていたのではないでしょうか？

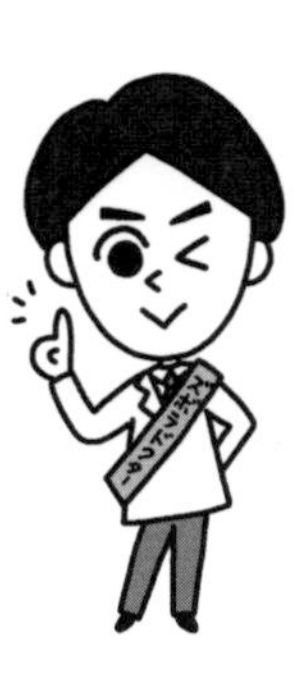

「あれがダメ、これがダメ」
「何をすべき」

そんな、知識にがんじがらめになっているんだと思います。すると、気合を入れないと始められない、やってみても続かない……、になってしまうのです。それがストレスになることも。

コレステロール値を改善する方法はいくらでもあります。肩の力を抜いて、自分ができること、自分の生活に即していることをすればいいのです。

無理せずできることをすればいいのです。それでも続けられなければ、また別の方法を試してみてください。「すべき」ではなく、「できること」をすれば、誰でも続けることができるはず。

これからは、ゆる～く、ラクに、テキトーに、健康を維持していきましょう。みなさんを応援しています！

工藤孝文

工藤孝文（くどう たかふみ）

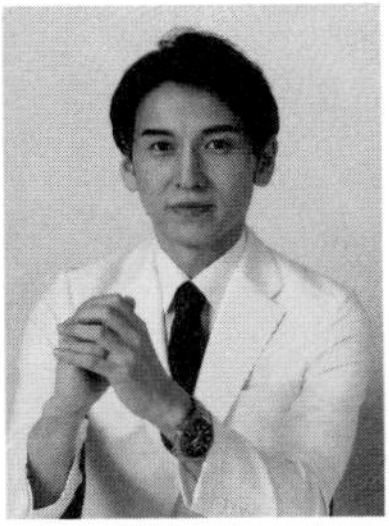

糖尿病内科医・総合医療医。福岡大学医学部卒業後、アイルランド、オーストラリアへ留学。現在は福岡県みやま市の工藤内科で、地域医療を担っている。主な著書は『リバウンドしない血糖値の下げ方』（笠倉出版社）、『やせる出汁』（アスコム）、『疲れない大百科』（ワニブックス）、『高血糖の9割は早歩きだけで治る!』（宝島社）、『はたらくホルモン』（講談社）など多数。NHK「ガッテン!」「あさイチ」、テレビ東京「主治医が見つかる診療所」、フジテレビ「ホンマでっか!? TV」などのテレビ、メディア出演多数。日本内科学会、日本東洋医学会、日本肥満学会、日本糖尿病学会、日本高血圧学会、日本抗加齢医学会、日本女性医学学会、小児慢性疾病指定医。

参考文献　『確実に生活習慣病を防ぐ方法と食事』工藤孝文 工藤あき（辰巳出版）、『コレステロールをみるみる下げるコツがわかる本』（永岡書店）、『疲れない大百科』工藤孝文（ワニブックス）、『医師夫婦が実践する　ウイルスに負けない　親子の免疫力アップ生活術』工藤孝文 工藤あき（主婦と生活社）、『工藤孝文式神ダイエット』工藤孝文（辰巳出版）、『人生が変わるホルモンコントロール術　はたらくホルモン　朝1杯の牛乳が夜の睡眠を変える』工藤孝文（講談社）、『毎日100gダイエット! 内臓脂肪を減らす食べ方』工藤孝文（日本実業出版社）

本文デザイン　田中俊輔（PAGES）
本文組版　小堀由美子（アトリエゼロ）
イラスト　寺崎 愛
編集協力　渡邉雄一郎（グループONES）、内田桃孔

ズボラな人でも　コレステロールがラクラク下がる！

2021年5月10日　第1刷発行
2024年5月10日　第5刷発行

著者　工藤孝文
発行者　永岡純一
発行所　株式会社永岡書店
〒176-8518 東京都練馬区豊玉上1-7-14
電話　03-3992-5155（代表）
03-3992-7191（編集）
DTP　センターメディア
印刷　アート印刷社
製本　ヤマナカ製本

ISBN978-4-522-43878-7　C0077